常见病名医解惑丛书·西苑医院系列

名医解惑
冠状动脉支架术后康复

唐旭东　总主编

衷敬柏　李　军　主　编

U0189321

中国科学技术出版社
·北京·

图书在版编目（CIP）数据

名医解惑 冠状动脉支架术后康复/衷敬柏，李军主编 .—北京：中国科学技术出版社，2017.10

（常见病名医解惑丛书 . 西苑医院系列）

ISBN 978-7-5046-7694-8

I.①名… Ⅱ.①衷… ②李… Ⅲ.①冠状血管—动脉疾病—介入性治疗 Ⅳ.① R543.305

中国版本图书馆 CIP 数据核字（2017）第 243129 号

策划编辑	张　楠
责任编辑	张　楠
责任校对	杨京华
责任印制	马宇晨
装帧设计	中文天地

出版发行	中国科学技术出版社
地　　址	北京市海淀区中关村南大街16号
邮　　编	100081
发行电话	010-62103865
传　　真	010-62179148
网　　址	http://www.cspbooks.com.cn

开　　本	787mm×1092mm　1/16
字　　数	80千字
印　　张	6
版　　次	2018年1月第1版
印　　次	2018年1月第1次印刷
印　　刷	北京玥实印刷有限公司
书　　号	ISBN 978-7-5046-7694-8 / R·2122
定　　价	20.00元

常见病名医解惑丛书·西苑医院系列
总编委会

总 主 编　唐旭东

副总主编　史大卓　徐凤芹　袁敬柏

编　　委（以姓氏笔画为序）

　　　　　李培红　吴　煜　余仁欢　陈志伟　姚春海

　　　　　郭　军　童文新

《名医解惑　冠状动脉支架术后康复》
编委会

主　　编　袁敬柏　李　军

编写成员（以姓氏笔画为序）

　　　　　宋烨闻　武　颖　黄真奥　靳华艳

总　序

中国中医科学院西苑医院专病门诊由来已久。专病门诊的设立帮助患者减少就医的盲目性，帮助中青年医生稳定临床方向、提高临床疗效。通过专病门诊的建设，一批中青年名医脱颖而出，成为临床有疗效、患者能信任的专家群体。他们在专病门诊悉心解答患者疑惑，讲解中医科普知识，指导患者形成正确的疾病观、治疗观，使其配合医生积极治疗，获得了患者的广泛欢迎和赞誉。

《常见病名医解惑丛书》的作者均来自于西苑医院中青年名中医为主的专家群体，他们将专病门诊中需要患者掌握的疾病防治知识、注意事项、治病小窍门等整理成册，简明扼要，精炼适用，凝聚了专家的心血以及宝贵医患沟通与健康教育的经验。建议读者阅读时，不必拘泥于从头至尾的顺序阅读，可以根据自己的兴趣与需要，选择相关内容先后阅读，必要时做些笔记，使自己也成为慢病防治的行家里手。

本丛书的出版得到中国中医科学院西苑医院和中国科学技术出版社的大力支持。西苑医院唐旭东院长始终如一关心专科门诊的建设与中青年医师的成长，亲任丛书总主编；西苑医院医务处的杜佳楠、杨怡坤等多位同志也为本书的出版做出了贡献。中国科学技术出版社张楠编审及其他编辑悉心指导专家撰写科普著作，不厌其烦地进行修改润色，使本丛书得以顺利出版发行。

　　由于本丛书作者众多，科普著作之撰写比专业著作更难、要求更高，在措辞、语言通俗性方面难免会有不足。医学发展日新月异，本丛书的编写是专家在繁忙的临床、科研、教学工作之余完成，历时 3 年有余，数易其稿，疏落之处仍属难免，敬请广大读者提出宝贵意见以利今后改进提高。

中国中医科学院西苑医院

2015年7月18日

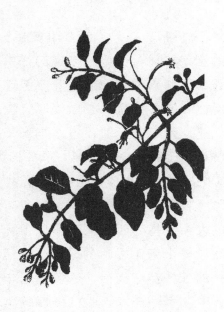

在我国，冠心病已经成为患病人群最多、对家庭经济生活影响最大的疾病。虽然各类生物医疗技术的发展，为冠心病患者提供了更多治疗选择与更高生活质量，但是，这些技术与任何事物一样，都具有两面性，冠状动脉支架技术在带给我们近期生活质量提高的同时，也带来了一些潜在的风险，这些风险需要通过一系列康复医疗来加以预防。

进入 20 世纪以来，冠状动脉介入治疗在国内蓬勃发展，冠状动脉支架术已经成为冠心病的常规治疗技术。2009 年全国冠状动脉介入治疗 22.8 万人次，2014 年达 50.09 万人次，几乎每年以两位数的速度增长。但是，冠心病的年死亡率，农村从 2009 年的 71.27 人 /10 万，升至 2014 年的 105.37 人 /10 万，5 年间增长了 47.84%；城市从 2009 年的 91.96 人 /10 万，升至 2014 年的 107.60 人 /10 万，5 年间仍然增长了 17.01%。

患者通过植入心脏支架虽然暂时地解决了心脏供血的问题，度过了危险期，提高了生活质量，但是，支架的作用只是局部消除狭窄，开通血管，恢复供血，并非一劳永逸。支架术仅仅是一个新的开始，后面还有很多的事情要做，需要长期、系统、专业的心身康复，并控制各类危险因素，从而走上健康、有质量的人生道路。

为了给冠状动脉支架植入术后的患者提供更多的有关支架术后康复的中西医知识以及冠心病的二级预防知识，我们在综合文献并总结多年来临床诊治冠状动脉支架术后患者临床经验的基础上，撰写了这本科普图书，希望对患者的家庭康复及制订正确的随访复查计划，提供更多的知识帮助，使患者能更快地康复，融入正常社会生活与家庭生活，走向美好的未来。

中国中医科学院西苑医院内科主任医师，博士生导师
北京中医药大学兼职教授　袁敬柏
北京中医药学会养生康复专业委员会主任委员
2017年4月10日

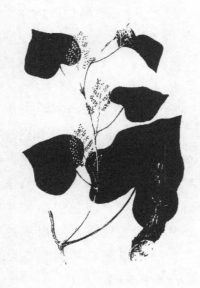

目 录

第五章　支架术后康复治疗

第六章　饮食起居与运动康复

第七章　康复中的药物使用

第八章　支架术后中医康复

第九章 膏方与药酒康复

第十章 支架术及术后相关问题

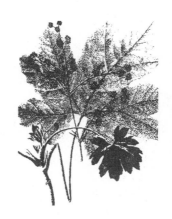

第一章

认识心脏

 神秘的人体

人是神秘的，这种神秘让你永远猜不透别人心里在想什么，你也经常不理解自己为什么会这样做，而不是那样做。身体是复杂的，我们花了几千年的时间来研究它认识它，可是仍然知之甚少。

正是这种复杂与神秘构成了生命，也就是说，人必须活着，才有神秘可言，复杂也有了意义。活着的人有两个重要的表现：一是交流，二是交换。人与人之间的交流是人活着的最重要特征，不能交流了，就如行尸走肉，作为一个人而言，失去了一半的意义。交换是人不断地与自然界发生的物质交换，我们需要摄入营养物质，排出不需要的废物；需要吸入氧气，排出二氧化碳，完成生命过程。

 生命特征

人与人之间的交流主要靠语言，有肢体语言、声音等，形式简单，但是内容复杂。人与自然界的交换是生命存续的基础，需要排出废物，摄入营养，

1

吸入氧气，排出二氧化碳。气体的体内外交换是呼吸系统的事情，营养物质的体内外交换是消化系统与泌尿系统的事情。无论是氧气，还是营养物质，进入人体以后，还需要靠循环系统统一转运与调配，循环系统目前暂无替代方法，身体生命过程中产生的二氧化碳与废物也要由循环系统携带到呼吸系统及消化系统、泌尿系统排出体外。因此，人的生命不能离开循环系统的功能发挥。

 循环系统

循环系统是人体内部重要的物质转运与交换系统，它由心脏、各类血管及血管中流动的血液三部分组成。心脏和血管构成一个闭路系统，血液在其中循环流动，血液流动的原始动力来自心脏，心脏在是一缩一松的过程中把血液推向前方。血管则要疏而不漏，疏的目的是让营养物质可以透过血管与组织进行交换，不漏的目的是血液不能流到循环系统之外，一旦出来是回不去的。血液要稠稀适度，血液太稀了，血液里的细胞不足，蛋白质不足，就不能有效地携带氧气与营养成分到全身各器官；血液太稠，则流动缓慢，甚则凝固不能流动。

 血液成分

全身血液大约是 6 升，占体重的 10% 左右。按《黄帝内经》的说法，血液循环是每天循环周身 50 次。血液由固体与水组成，固体成分中包括大分子物质以及细胞成分，其他的就是水分了。血液比水重，这是因为血液里面含有多种成分，其主要成分及含量如下：

细胞成分主要是红细胞、白细胞、血小板等。非细胞成分主要有：钠离子 136 ~ 145mmol/L，氯离子 96 ~ 108mmol/L，钾 3.5 ~ 5.3mmol/L，钙 2.25 ~ 2.75mmol/L，总蛋白质 40 ~ 80g/L，白蛋白 35 ~ 55g/L，总胆固醇在

3.1 ～ 5.9mmol/L，甘油三酯 0.56 ～ 1.7mmol/L，葡萄糖 3.9 ～ 6.1mmol/L，还有各种细胞因子、抗体、激素，其余 90% 以上是水分。

血管系统

血管系统是人体内部最为重要的管道系统。人体内大大小小血管有 1000 多亿条，如果将人体的所有血管连成一条线，粗略估计成人血管的总长度约为 96000 千米。按地球一周 40000 千米计算，人体血管接成一条线之后的长度可以绕地球两周半。根据血管的结构与功能不同，将血管分为动脉、静脉与毛细血管三类。

动脉有较厚的平滑肌，主要功能是把血液从心脏运送到全身器官。静脉平滑肌薄弱，下肢静脉有静脉瓣，主要功能是将各器官的血液汇集回收到心脏。毛细血管几乎没有平滑肌，在组织细胞间穿行，是物质交换的场所。

劳模心脏

心脏是一个没有骨骼只有肌肉的器官，心脏的工作特性要求心肌特别耐劳。而心脏之所以能如此耐劳地工作一生，与构成心脏的特殊肌肉是有关的。

人体的肌肉分为三类，分别叫作平滑肌、横纹肌与心肌。平滑肌存在于血管、支气管、胃肠等内脏。横纹肌存在于躯体的运动系统，腰背及四肢的横纹肌最发达，我们可以透过皮肤看到的肌肉，我们的运动主要依靠横纹肌，力量大，但是容易疲劳。心脏由一种特殊的肌肉组成，称为心肌，它既有收缩力量大的优势，又耐疲劳，可以一生不间断地收缩与松弛，推动血液运动，保持生命。

心脏不间断地收缩舒张运动需要充足的营养供应，心肌能利用的能量物质主要是葡萄糖，而且是在有氧的情况下，通过消耗葡萄糖产生能量，在特殊情况下如血糖过低时可以利用脂肪。氧气与葡萄糖则是依靠冠状动脉系统供应。

心脏中虽然存有大量的血液，但是心脏基本不能直接从心脏中的血液汲取氧气与其他营养物质。

 动脉系统

动脉是从心脏运送氧气和营养物质到全身各器官的血管，是我们身体获取能量、充满活力的通道，也是一条智慧化管理的"高速公路"。年轻健康的动脉灵活柔韧、强壮有力、富有弹性。

动脉管壁由内膜、中层与外膜三层构成。内膜最重要的是内皮细胞层，这一层细胞呈扁平状，使血管内管壁保持光滑，血液顺畅流过。内皮细胞还可以通过分泌一些影响血管的物质对邻近及远处的心血管组织进行调节。中层主要由平滑肌构成，平滑肌的舒张与收缩决定了血管内径的大小以及血管阻力，从而决定该动脉所供应的组织的血液供应量与速度。外膜主要由上皮细胞及脂肪组织组成，对血管起到保护作用。

动脉粥样硬化

动脉血管内压力比较高，一般在 140 ～ 90mmHg/90 ～ 60mmHg，高血压患者更高，而且动脉血管长年在使用中，没有任何休息时间，各种吸收入血的物质都是通过血管来运输的，其中有"好"的，也有"坏"的。随着时间的推移，连续不断使用中的血管在各种因素及血液压力的作用下，发生了一系列的变化，血液中的胆固醇等物质在血管壁的内膜下沉积，最终导致管壁增厚、变硬，失去弹性，管腔狭小（图 1-1）。由于在动脉内膜积聚的脂质外

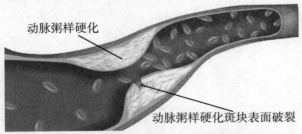

动脉粥样硬化

动脉粥样硬化斑块表面破裂

图 1-1　动脉粥样硬化引起的血管局部狭窄示意图

观呈黄色粥样，因此称为动脉粥样硬化。

 冠状动脉

心肌血液供应来源于冠状动脉，它在心脏表面走行，如一顶皇冠戴在心脏上，故称之为冠状动脉。冠状动脉发自主动脉根部，左冠状动脉发出的起始部分为一段比较粗直的血管，称为左主干，左主干往下分为两支较细的血管——前降支与回旋支，然后再不断往下细分，最后分到毛细血管。毛细血管运行于心肌细胞之间，直接与心肌细胞纤维接触，将营养物质留在心肌中，心肌的代谢产物转移到血管内，血液在此发生物质交换。经过物质交换的血液再汇集到静脉系统，最后回到肺和心脏。左主干、前降支、回旋支与右冠状动脉被认为是最重要的四个分支（图1-2）。

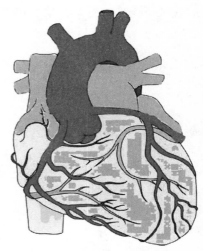

图1-2　冠状动脉示意图

 冠心病

当动脉粥样硬化的病变发生在冠状动脉及其分支时，冠状动脉管腔变窄，狭窄到一定程度就会影响心肌供血。一般认为，内径丢失70%可以出现心肌供血不足；狭窄不到70%，但是血管发生痉挛，甚至导致冠状动脉闭塞，我们叫冠状动脉粥样硬化性心脏病，简称冠心病。动脉粥样硬化的基础上发生病灶血管痉挛，也会导致管腔狭窄加重或闭塞。

管腔变窄以后，通过的血液就会减少，心肌得不到足够氧和能量供应，就会变得收缩无力，同时伴随有局部代谢产物堆积，从而出现胸闷、胸痛、憋气等症状，这就是心绞痛发作。如果冠状动脉完全堵塞，就会使受其供血部分的心肌因缺血而坏死，即心肌梗死。

读者一定想了解，冠心病是怎样的一个家族，是不是所有的冠心病患者的表现都一样？欲知详情，请继续阅读。

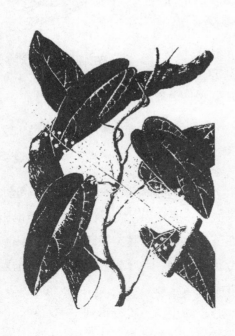

第二章

冠心病家族

1 家族成员

　　冠心病是简称，全称为"冠状动脉性心脏病"。因为冠状动脉病变主要是动脉粥样硬化，因此又称为"冠状动脉粥样硬化性心脏病"。实际上，冠状动脉性心脏病与冠状动脉粥样硬化性心脏病还是有小小的区别的。前者包括冠状动脉炎及其他原因引起的冠状动脉狭窄，引起心肌血液供应不足，发生心绞痛或心肌梗死的情况。本书介绍的主要是动脉粥样硬化引起的冠心病，其家族成员包括：无症状性冠心病、心绞痛、心律失常、心肌梗死、缺血性心肌病等（图2-1）。

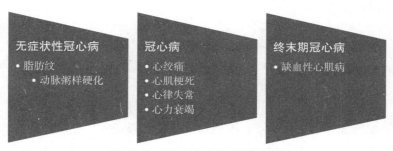

图2-1　冠心病大家族的成员

无症状性冠心病

欧洲的研究发现，在 18 岁战死青年士兵的主动脉壁上就发现**脂肪纹**，脂肪纹是**动脉硬化**的早期表现。但是，冠心病发病年龄却要到 30 岁左右，甚至更晚，说明从动脉粥样硬化到出现冠心病的症状是个漫长的过程，脂肪纹仅仅是动脉粥样硬化的启动。如果脂肪纹进一步发展，则为冠心病的起始阶段，此阶段仅仅有冠状动脉粥样硬化启动，尚未造成动脉狭窄，也未引起血管痉挛，临床没有任何与心肌缺血有关的症状，称为无症状性冠心病。冠心病发展过程中，这个阶段持续时间最长，而且不易被发现。

 心绞痛

乍一看名称，以为心绞痛是心脏绞着痛，其实在这儿的文字与内容是不相符合的。心绞痛的表现千差万别，真正呈绞痛症状表现的人极少，多数是感觉胸部憋闷、气不够用。

心绞痛的经典症状是：胸部憋闷不适，活动时发作或加重，立即休息一定的时间多数可以减轻，甚至缓解，部分人需要用速效止痛药如硝酸甘油、速效救心丸、复方丹参滴丸、麝香保心丸。心绞痛发作的持续时间很少超过半小时。

不典型表现有：发作性牙痛、肩膀痛、颈部疼痛，发作性上腹痛。这些症状有时与其他疾病相似，但是多找不到相关疾病的病灶，多数在 10 分钟左右缓解，一般持续不超过半小时。

 心绞痛的原因

冠状动脉粥样硬化以后，随着病变加重，冠状动脉管腔明显狭窄，以至于在心脏收缩加强、加快的时候，不能及时增加血液供应，导致心肌在缺血、缺氧的条件下工作。一般认为 70% 以上的狭窄可以引起心绞痛症状，狭窄 50%

的人如果合并血管痉挛也可以出现心绞痛症状。

发病一个月之内的心绞痛称为初发型心绞痛；因劳累／体力活动增加引起心绞痛发作者称为劳累性心绞痛；因血管痉挛引起的心绞痛称为自发性心绞痛，自发性心绞痛与体力活动增加没有明显的关系。

 心肌桥

心肌桥是存在于心外膜下的一种横跨冠状动脉及其分支的肌肉组织，属于先天性的变异，在青少年期间不会出现症状；到中老年以后，随着动脉粥样硬化的发展，每当心肌收缩时，心肌桥也收缩，压迫从其中通行的冠状动脉或其分支，引起相应区域的心肌缺血，从而引起心绞痛发作。此类先天性的异常，目前尚无有效的治疗方法。

 心绞痛的五大线索

心绞痛是临床诊断名称，其本质是心肌缺血，当您出现下列现象时，可能是心绞痛发作，应提高警惕。

（1）新出现的胸痛、胸闷、憋气、心慌，症状发作与体力活动增加有关。

（2）原来的胃痛规律改变。胃痛伴反酸是慢性胃病的典型表现，如果胃痛的规律发生变化，服用制酸药无效，就要考虑心绞痛。

（3）规律发作的"牙痛"。这种"牙痛"规律主要体现在与体力活动明确的关系，没有牙齿及牙龈疾病，或虽有牙齿、牙龈疾病，但治愈后牙痛症状依旧发作。

（4）肩背疼痛。呈现规律性肩背疼痛，在体力活动、饱餐后发作。

（5）颈部疼痛。规律性的颈部疼痛，与颈部转动无明显关系，但是与活动有关。

心肌梗死

心肌梗死是一种严重的冠心病类型，有些直接出现休克、心脏破裂，有的因心律失常－室性心动过速或室颤而猝死。大多数心肌梗死发作时，有较为严重的胸痛，或伴有汗出、面色苍白等症状，胸痛发作后不能缓解，持续半小时以上。

不典型心肌梗死患者的症状表现千变万化。轻者没有任何症状，在看病检查偶然从心电图中发现陈旧的心肌梗死或急性心肌梗死改变；有的心肌梗死仅有理化指标异常；也有一些表现为其他系统的症状，如咽部堵塞感、咽痛、牙痛、下颌痛，甚至有时候肩背痛，有的上腹疼痛；还有一些表现为轻微胸闷、气短。症状轻重不同和每个人的痛阈高低不一样有关。

 心肌梗死的原因

顾名思义，心肌梗死有两个关键词，一个是"梗"，一个是"死"。梗是指心脏的冠状动脉梗死、梗阻，血液几乎不能通过；死则是指心肌细胞出现了坏死。

由此可见，心肌梗死的根本原因是冠状动脉因种种原因狭窄或闭塞。造成冠状动脉狭窄或闭塞有两种情况：一是动脉粥样硬化，造成管腔狭窄达到接近闭塞的程度时，突然病情发展加速，血小板聚集，在狭窄局部形成血栓，彻底闭塞了血管；二是血管虽然狭窄，但并没有完全闭塞，当血管受到刺激后痉挛，使管腔完全闭塞。由于病变发展迅速，没有建立有效的侧支循环，血液供应突然中断，心肌完全得不到血液供应，缺氧缺血坏死。

⑨ 心肌梗死的先兆

急性心肌梗死是一种突发的高危疾病，部分病人在发病前出现一些临床线索，提示可能发生心肌梗死，如：

（1）发病前，心绞痛发作次数增多，程度加重。

（2）发病前 1～2 周出现极度疲劳，不能用过度劳累来解释。

（3）出现与以往不同的心绞痛发作情形，或者较小的体力活动诱发心绞痛。

10 缺血性心肌病

缺血性心肌病是冠心病的晚期表现，由于心肌广泛而持久地缺血，心肌细胞逐渐坏死，致心脏的收缩功能丧失，心脏代偿性扩大，不能及时将回到心脏的静脉血推送到肺动脉及主动脉所致。缺血性心肌病的临床表现：长期的冠心病史，可以有心肌梗死，体力逐渐下降，逐渐出现活动后气短、呼吸困难、夜间睡眠中憋醒，需要坐起才能缓解，食欲下降、下肢水肿等。心脏彩超检查有心室或全心扩大，心脏收缩功能指标 EF 值多在 30% 以下。

11 心律失常

心律失常也是冠心病的常见类型，但比较容易漏诊。冠心病引起的心律失常以室性期前收缩、室性心动过速以及房室传导阻滞、心室传导阻滞较多。主要表现有心慌、心跳，有的感觉到漏跳、脉搏不齐。中老年人或者心脏 CTA、冠状动脉造影有冠状动脉狭窄病人考虑为冠心病引起。

冠心病类型多，表现复杂，得病以后治疗是大事。冠心病有什么治疗方法？胸痛发作以后自己如何来处理？欲了解更多的解决之道，请继续阅读。

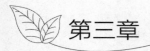

冠心病治疗

 胸痛的处理

胸痛是冠心病的主要症状，心绞痛与心肌梗死这两种类型的冠心病人都会出现。因此，妥善地处理胸痛发作就成为冠心病患者面临的第一个问题。

第一次胸痛发作的处理：当首次胸痛发作时应就地休息，控制紧张情绪，减轻心脏负担。如果能在 15 分钟以内缓解，则减少步行速度或打车到医院就诊。不能缓解时一定要求助于急救系统，"120" 是最常用的急救电话号码，一定要记住。

确诊冠心病胸痛发作的处理：已经诊断冠心病，如果反复胸痛发作，处理已经有些经验了，可以备用硝酸甘油、麝香保心丸、速效救心丸、复方丹参滴丸，按说明书的用法使用就可以。但也要注意：当胸痛发作与过去的发作不一样，程度加重或出现其他伴随的症状时，按首次发作处理，并立即求助。

 心绞痛的急救药物

硝酸甘油是心绞痛的常用急救药物，目前市场有含片、喷剂、贴剂、注射剂供应。片剂主要供平时携带急救使用。常用量是每次 0.5～1 片，舌下含服。如果发作未减轻，可以 5 分钟后用第二次。

注意事项：因为硝酸甘油在光照或随身携带条件下容易失效，所以需要定期更换，建议每 3 个月更换一次；每次随身携带的量不要太多，只需 3～5 片即可。含服硝酸甘油最好取坐位。

 心绞痛的急救中成药

有些冠心病患者经常选用具有一定缓解心绞痛发作的中成药。这类中成药一般要求制剂比较小，能够快速溶解，最好经舌下含服吸收。符合这些条件的中成药有：速效救心丸、麝香保心丸、苏冰滴丸、复方丹参滴丸等。这几个药的主要成分相似，使用方法可以按说明书执行即可。如果胸痛发作经服用以上中成药不能缓解，应继续试用硝酸甘油。

 心绞痛的急救穴位

穴位是中医的特色治疗部位，可以采用针灸、指压穴位的方法来帮助缓解胸痛（心绞痛）。其中比较常用的穴位有至阳穴、内关穴和中冲穴。

至阳穴是督脉的穴位，督脉总督一身之阳气，位于胸椎第七棘突下方凹陷处（图 3–1）。可配合内关穴。可在别人帮助下按压此穴，无人帮助时可以方桌椅角

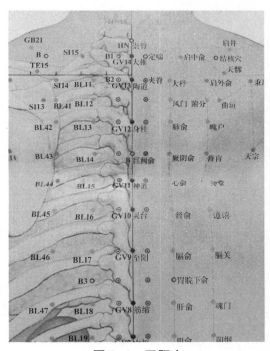

图 3–1　至阳穴

抵压此穴。

中冲穴在中指指尖端中央（图3-2），为心包经井穴，具有清热、开窍、利喉舌的功能，临床能治疗心痛发作。可以用指尖掐压此穴有痛感。

内关穴是手厥阴心包经的常用腧穴之一，在手前臂两肌腱之间，腕横纹上2寸（三横指）处（图3-3）。可以治疗很多病症，如：晕车、手臂疼痛、头痛、恶心、胸痛、上腹痛、心绞痛、痛经等，还有降压作用。可以用指压法。

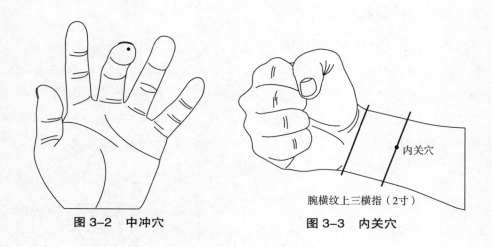

图3-2　中冲穴　　　　　　　图3-3　内关穴

5　冠心病常用治法

冠心病常用治疗方法包括生活方式改善、药物治疗、手术治疗三大类。

药物治疗有阿司匹林、曲美他嗪、他汀、硝酸酸类如单硝酸异山梨酯片以及中药等。急性心肌梗死还可采用溶栓疗法。

手术治疗包括经皮冠状动脉球囊扩张术、经皮冠状动脉（后简称"冠脉"）内支架植入术、激光旋切术以及冠状动脉搭桥术，心律失常还可进行射频消融治疗。目前的药物治疗往往是组合式，手术治疗也需要后续的药物治疗来维持。

6 溶栓疗法

溶栓治疗作为心肌梗死的再灌注治疗已经应用数十年，这项技术最早是用来治疗脑血管病的，后来因风险太高，临床应用减少。心血管专家发现溶栓疗法用于急性心肌梗死效果很好，风险也比治疗脑血管病少，从而得到广泛的应用。经多年使用，已经比较成熟，常用的药物有链激酶、尿激酶、重组组织型纤溶酶原激活物（rT-PA）。溶栓对新鲜血栓有效，发病 3 小时之内的 ST 段抬高的急性心梗治疗后开通成功率在 50%～70%，还有 20%～30% 的患者通不开，需要用其他办法来"打开"闭塞的血管，以保证心脏的血液供应。目前，对急性心梗患者，首选冠脉介入治疗，无介入条件的医院可选择溶栓。

7 冠心病的手术治疗

冠脉手术治疗的目的是重建冠状动脉的血液供应通道。借助手术方法解决冠状动脉狭窄，称为血运重建手术。血运重建手术是一类通过物理方法来紧急解决狭窄的技术方法，也是一种临时性的医疗措施，目前为冠心病治疗的常规技术，并广泛应用，它能改善患者的近期预后，提高了生活质量。

血运重建手术包括经皮冠脉球囊扩张术（PTCA）、经皮冠脉支架植入术二者统称为经皮冠脉成形术，PCI 以及冠脉旁路移植术（CABG）。

 8 经皮冠状动脉球囊扩张术

在发明了动脉穿刺技术和扩张球囊条件基础上，国外的一位医生首次成功地在人体施行经皮冠状动脉球囊扩张术（PTCA）。它是通过穿刺针和套管将能充气的球囊经股动脉送到狭窄的冠脉病灶位置，然后充入一定压力的气体，通过球囊强行扩张已经狭窄的冠状动脉，使远端缺血的心肌得到血液的供应。

PTCA 近期效果非常好，但是也有一些问题，比如部分患者扩张的冠状动脉管壁很快塌陷，使血管再次狭窄或闭塞。

 经皮冠状动脉支架植入术

　　为了解决在球囊扩张后冠状动脉管壁因薄弱而塌陷、血管再次闭塞的问题，科学家设计了一种高科技产品——血管支架。这是一种由特殊合金制成的网状物，具有记忆功能，放入冠状动脉后能长时间保持形状不变，从而避免扩开的血管再次因塌陷而狭窄或闭塞。经皮冠状动脉支架术是在球囊扩张血管的基础上再植入支架。手术方法与经皮冠状动脉球囊扩张术的操作过程相同，只是在扩张后增加植入支架的环节。

10 冠状动脉旁路移植术

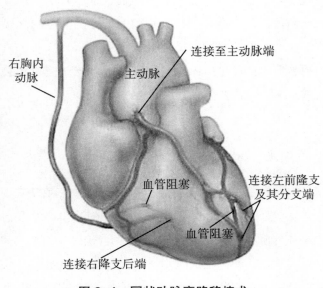

图 3-4　冠状动脉旁路移植术

　　冠状动脉旁路移植术（搭桥手术 CABG）是在充满动脉血的主动脉根部和缺血心肌之间建立起一条跨越狭窄部位的畅通路径，因此，有人形象地将其称为在心脏上架起了"桥梁"，俗称"搭桥术"。该技术目前是国际上公认治疗冠心病最有效的方法，也是最早的血运重建手术。

　　冠脉搭桥手术是最

早应用的血运重建方法，但是，这个手术损伤大，不能经常使用。如果有左心功能严重受损、严重呼吸功能不全、肝肾疾病和糖尿病等药物不能控制病情者禁忌此手术。部分病例可以用支冠脉支架植入术来代替。

冠心病患者花费了不菲的财物，受了不少罪，得来了冠状动脉的暂时通畅，谁也不愿意它再次闭塞，也不想有新的病灶形成，怎么办呢？请继续阅读。

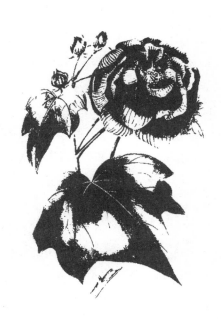

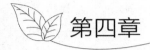

第四章

支架术后常用检查

  检查的目的

　　支架术治疗对冠心病患者来说是一个重大事件，因此，术前需要通过一系列心脏与血管检查及理化指标检查来决定是否可以进行支架术治疗。术后也经常需要根据这些检查结果确定如何进行康复，并作为医生制订康复程序与步骤的依据。

　　因此，支架术后患者应该定期进行心脏情况的评估，以决定下一步康复治疗方案。最重要的是按照医嘱定期随访检查以进行评估，而更多的评估是患者在家里、在锻炼过程中随时进行的自我评估。

  评估指标

　　对心脏能力及病情状态的评估主要包括以下几个方面的内容：

　　冠状动脉狭窄程度：我们已经知道狭窄程度是反映血管病变严重程度的关键指标，是冠心病诊断的金标准、治疗决策的主要依据，是重点关注的指标之一，但又是不能常规检查的项目。

心脏收缩舒张功能：心脏收缩功能是心脏推动血液运行的主要动力，是心脏最重要的功能，心脏收缩功能的强弱决定了冠心病患者的心脏能否及时将回到心脏的血液排出，而不至于发生心力衰竭，决定了冠心病患者的活动能力。

动脉硬化危险因素：动脉硬化危险因素越多的冠心病患者，术后支架内狭窄、原有轻病灶发展为重病灶、形成新病灶的风险就越大，因此要经常对动脉硬化危险因素进行评价。最重要的且可以干预的危险因素有：血压水平、血脂水平、血糖水平、炎症因素。自己也要经常检查是否在运动、饮食、情绪控制方面达到了要求。

心肌缺血损伤指标：心肌缺血是冠心病的基本表现，心肌坏死则是冠心病的严重表现，通过物理与化学的检查对心肌是否存在缺血、是否有损伤进行评价。

③ 动脉粥样硬化危险因素

要更好地进行冠脉支架术后康复，就需要找到引起冠心病的"元凶"。几百年来，医学家在不断努力地寻找引起冠心病的元凶，但是至今未能定案，因为引起冠心病的"嫌犯"太多，到目前为止还没有鉴定出"真凶"是哪个。

引起冠心病的"嫌犯"有200多种，其中个人性格与生活习惯方面的有：A型性格、紧张与压力、吸烟酗酒、缺乏运动；其他疾病有：血脂异常、糖尿病、高血压、腹型肥胖。另外，年龄这把"杀猪刀"也是冠心病的帮凶，男性30岁以后、女性更年期以后，冠心病发病率上升非常快就是例证。在冠心病的各种危险因素中，血脂异常、糖尿病、高血压、腹型肥胖等四个因素值得格外关注，它们构成了代谢综合征特征，而这些危险因素大多可以通过医学干预而改变。

心脏收缩功能分级

心脏的收缩功能分为四级，目前常用美国纽约心脏病协会拟定的心功能分级标准，标准如下。

Ⅰ级（心功正常）：体力活动不受限制。平时一般活动不引起疲乏、心慌、呼吸困难等症状。

Ⅱ级（轻度心衰）：体力活动轻度受限。休息时无自觉症状，一般的活动可出现疲乏、心慌、呼吸困难等症状，休息后很快缓解。

Ⅲ级（中度心衰）：体力活动明显受限。休息时无症状，轻于平时一般的活动即引起疲乏、心慌、呼吸困难等症状，休息较长时间后方可缓解。

Ⅳ级（重度心衰）：不能从事任何体力活动。休息时亦有呼吸困难、气短等心衰症状，体力活动后加重。

 心功能评价方法

心功能评价方法有症状评价法、超声评价法、心脏造影评价法，临床使用最多的是症状评价法与超声评价法。

前面介绍的纽约心脏病协会的评价方法是症状评价法，医生根据患者的相关症状进行评价，也是患者可以进行自我评价的方法。如果在运动中出现气短、疲乏、心慌等症状往往提示心脏功能下降。引起这些症状的活动量越小，心功能下降的程度越重。

比较客观、可以反复进行的心功能检查方法是心脏彩超，常用射血分数（EF 值）来进行评价。正常人的左心室射血分数是 50% 以上。这个数值越低，心脏的收缩功能越差。评价心脏舒张功能常用 E/A 比值，正常人这个比值大于 1，小于 1 表示心脏的舒张功能下降。

6 台阶试验

支架术后的心肺适应能力决定了康复运动量的大小及冠心病患者的预后。比较简便的方法是台阶测试，它以运动后 3 分钟内心率恢复速度来反映心肺功能，一般情况下，心肺功能强的人比心肺适应能力弱的人心率恢复更快。台阶试验方法如下：

台阶高度： 男、女患者使用台阶高度分别为 30 厘米、25 厘米，还可以根据身高的不同做适当的调整。

测试步骤： 以每分钟 30 次的速度上下台阶，共进行 3 分钟 90 次。上下台阶时应左右腿轮换做，每次上下台阶后上身和双腿必须伸直，不能屈膝（图 4-1）。

测试评价： 完成 3 分钟运动后应立即坐下，并测定运动后 1 分～1 分 30 秒、2 分～2 分 30 秒、3 分～3 分 30 秒等 3 个时间段的心率。

这三个时间段的心率下降越快，说明心肺功能越好。长期不运动、有慢性肺病、心功能不好的人往往运动时心率升高较及时满足运动需要，而运动后心率恢复到正常休息状态下的水平也快，但是有传导阻滞的病人，此方法测量不可靠。

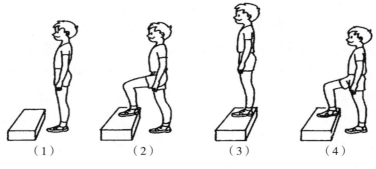

（1）　　　　（2）　　　　（3）　　　　（4）

图 4-1　台阶试验

心脏彩超

心脏彩超是心脏病患者最常用的检查方法之一，该方法成本低廉，结果可靠而且无创伤，可重复进行。一张心脏彩超检查的报告单，对冠心病患者应该重点关注：心脏的大小形态是否正常，是否有室壁瘤、左心室的射血分数、瓣膜是否有反流、心脏的室壁运动是否正常等描述。常用测量数据正常值如表4-1。

表 4-1　心脏彩超常用数据及意义

项　目	正常值	意　义
左心房	30 毫米	左房扩大主要见于二尖瓣狭窄、心脏舒张功能下降
左心室	45～50 毫米	左室扩大见于高血压、主动脉瓣狭窄、扩张性心肌病
射血分数	>50%	下降表示心脏收缩功能下降
室间隔厚度	6～11 毫米	增厚见于高血压、肥厚性心肌病、主动脉瓣狭窄
左室壁厚度	6～11 毫米	增厚见于高血压、肥厚性心肌病、主动脉瓣狭窄
E/A 比值	>1	小于 1 表示心脏舒张功能下降

 心电图检查

心电图也是最常用的心脏检查方法之一。当心电图报告有 ST-T 改变，包括 ST 段水平型或下斜型压低、T 波低平或倒置这些字眼时，提示可能存在心肌缺血。但是，由于心电图检查对于心脏异常者特别敏感，大多数都会有反映，有时候准确性就不那么高。上面这些检查结果需要医生来判定是否存在心肌缺血。

心电图对评价心律失常的准确性很高，如果心律失常发生在做心电图的时候，基本都能做出诊断，比如各种类型的早搏、心动过速、心动过缓与传导阻滞等。

胸痛与等同症状

胸痛是心肌缺血的最重要表现，典型胸痛症状是诊断心绞痛的重要依据，有经验的医师依据典型的胸痛症状可以做出诊断。但是，并不是所有的胸痛或左胸不适都是由心绞痛所致。一般来说，持续时间太短如几秒钟的胸痛多数与心脏病无关，活动以后症状减轻的胸痛也多与心脏病无关。

"胃痛""牙痛""脖子痛""胳膊痛"有时候也可以是心脏缺血引起，称为心绞痛等同症状。没有牙齿病灶的发作性的、持续时间在几分钟的牙痛要考虑心绞痛的可能性；即使原来有胃病，如果胃痛性质与规律发生改变，除了需要排除癌症，也要考虑心绞痛的可能性。规律性、发作性的脖子痛、胳膊痛，如果没有受伤史，也要考虑心脏病的可能性。

 冠脉 CT 造影

冠状动脉内是否有斑块、是否造成血管狭窄，是医生和患者都特别关心的问题，以前的检查方法是进行经动脉导管的冠状动脉造影，但是这个检查方法不能在门诊进行，有一定的创伤。近年来，随着科技的发展，CT 机器性能提高，扫描速度快，目前可以通过 CT 增强来检查冠状动脉，作为初筛检查。

该检查要求患者的肾功能指标如肌酐、尿素正常，肾功能不好的人不能进行此项检查。一般来说，如果该检查报告称动脉狭窄在 50% 以上者，可以考虑为冠心病。如果是支架术后的病人，又出现狭窄 90% 以上的血管，可能需要再次支架治疗或其他的介入或手术治疗。

 冠脉狭窄分级

冠状动脉狭窄程度可以根据 CT 血管造影术（CTA）结果来进行分级，更可靠的分级要经过经皮冠状动脉造影结果来进行。

根据管腔面积缩小程度可以将冠状动脉狭窄分为四级（图 4-2）：

Ⅰ级病变：管腔面积缩小 1% ~ 25%；

Ⅱ级病变：管腔面积缩小 26% ~ 50%；

Ⅲ级病变：管腔面积缩小 51% ~ 75%；

Ⅳ级病变：管腔面积缩小 76% ~ 100%。

Ⅰ级与Ⅱ级病变很少出现症状，如果出现症状，可能是比较特殊的心绞痛类型，比如变异性心绞痛，此时患者心绞痛发作多因狭窄基础上合并了血管痉挛。

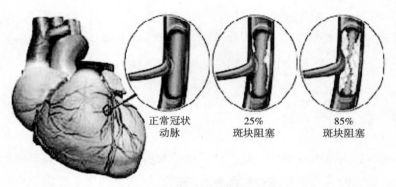

正常冠状
动脉　　　　　　25%　　　　　　85%
　　　　　斑块阻塞　　　斑块阻塞

图 4-2　冠状动脉狭窄示意图

12　冠脉血流状态

冠状动脉狭窄程度是决定冠心病严重程度的指标，而狭窄的远端是否有血流供应则能更直接地反映心肌的血液供应情况。CTA 是无法估计冠状动脉血流状态的，只有在经皮冠状动脉造影下可以进行血流状态分级（TIMI 分级）：

0 级，无血流灌注，闭死血管远端无血流；

Ⅰ级，部分造影剂通过，冠状动脉狭窄的远端不能完全充盈；

Ⅱ级，冠状动脉狭窄的远端可以完全充盈，但显影慢，造影剂消除慢；

Ⅲ级，冠状动脉远端完全而且迅速充盈与消除，与正常冠状动脉相同。

分级越高，血液供应状态越好。

心肌酶

心肌酶是存在于心肌细胞中的酶，包括磷酸肌酸激酶（CK 及 CK-MB）、乳酸脱氢酶（LDH）与肌钙蛋白等。正常情况下心肌酶及肌钙蛋白不会到心肌细胞外的血液中去，如果这些酶升高则反映心肌受损。心肌炎患者、使用某些心脏毒性药物的患者，可以有上述指标升高；严重心肌缺血，心肌酶也可升高。如果支架术后的冠心病患者反复出现心肌酶升高，说明病情重或有心肌梗死，需要强化治疗。心肌梗死时心肌酶及肌钙蛋白一般都有明显升高。

14 C 反应蛋白和高敏 C 反应蛋白

C 反应蛋白（CRP）和高敏 C 反应蛋白（hs-CRP）是存在于血液中的一类蛋白质，它在感染如各种病毒、细菌性炎症时会升高，非感染性疾病如风湿病、自身免疫性疾病也可以升高。近来发现，如果冠心病患者 C 反应蛋白升高，提示可能有心肌损伤，或者提示动脉硬化斑块处于快速进展期，需要采取一些措施强化治疗。药物治疗：西药为阿司匹林、他汀类药物；中药为清热解毒药，或服用补益药。治疗措施往往都是因人而异的，并且在治疗一段时间后进行复查。

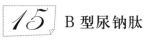 **B 型尿钠肽**

心力衰竭是冠心病的后期表现之一，如果能够早期进行治疗与康复，可能效果更好。过去只是通过心脏 B 超检查来发现潜在的心力衰竭患者，近年来发现一个新的指标，这个指标可以在心力衰竭症状出现前就异常升高，这个指标就是 B 型尿钠肽（BNP）。BNP 是一项血液检查指标，它的升高往往提示心脏功能下降，是反映心力衰竭程度的重要指标之一。因此，冠心病患者往往需要常规检查 BNP。如果支架术后的冠心病患者 BNP 持续增高，往

往提示这个患者心功能不佳，需要进行心功能保护性治疗与康复。

16 血糖和糖化血红蛋白

冠心病患者恰当地维持血糖水平，可以保证心脏得到足够的葡萄糖供应，减少心绞痛的发作；特别是合并糖尿病的冠心病支架术后患者，更是需要经常关注血糖高低。

门诊经常见到一些糖尿病、冠心病并存的患者，在血糖控制"特别好"的时候出现心绞痛发作增多的情况。这种情况下，需要及时检查快速血糖，看看是否有低血糖发生。没有糖尿病的冠心病患者也需进行糖尿病筛查，及时发现糖尿病并给予生活干预或者同时进行药物治疗。

筛查指标有空腹血糖及糖化血红蛋白、糖化血清蛋白。空腹血糖应该在6.1mmol/L 以下，餐后血糖在 11.1mmol/L 以下，糖化血红蛋白（HbA1c）6.5%以下为正常。

17 血脂

血脂检查指标包括低密度脂蛋白（LDL）、高密度脂蛋白（HDL）、总胆固醇（TC）、甘油三酯（TG）、载脂蛋白（Apo-A）、脂蛋白a（Lpa）等。冠心病患者最需要关注的是低密度脂蛋白、高密度脂蛋白。低密度脂蛋白经氧化成氧化型低密度脂蛋白，氧化型低密度脂蛋白会损伤动脉管壁内膜，吸引单核细胞通过内膜进入血管壁，生成巨噬细胞，吞噬胆固醇后泡沫化，形成动脉粥样硬化斑块。高密度脂蛋白是阻止动脉粥样硬化斑块生成的有利因子，高密度脂蛋白的水平升高有助于促使外周组织（包括动脉壁）移除胆固醇。因此，需要对冠心病人的血脂水平进行评价。

冠心病患者的血脂控制要求为：总胆固醇（TC）< 4.5mmol/L；高密度脂蛋白胆固醇（HDL-C）> 1.0mmol/L；甘油三酯（TG）< 1.5mmol/L；低密

度脂蛋白胆固醇（LDL-C）< 2.5mmol/L。

18 肝肾功能

肝肾功能检查是体检及住院患者的常规检查，也是心血管疾病的常规检查项目。

肝功能的指标有谷丙转氨酶（ALT）、谷草转氨酶（AST）、谷氨酰转移酶（GGT）、碱性磷酸酶以及总胆红素、直接胆红素、间接胆红素。冠心病患者用药多，可能会对肝功能造成损伤，冠心病患者使用他汀类药物时也需要根据肝功能情况来确定是否用、用多大的剂量，因此肝功能应作为冠心病及介入治疗患者的常规检查项目与随访复查项目。

肾功能主要指标中肌酐、尿素及尿酸与冠心病关系较大。首先，尿酸升高可以影响血压，促进动脉粥样硬化；其次，冠心病的用药中，不少可以影响肾功能，造成肌酐及尿素升高；高血压作为冠心病的危险因素，也可以导致肾功能下降甚至尿毒症。因此，肾功能检查是冠心病的常规检查。而对支架术的病人，还存在造影剂肾损伤问题，所以需要在术前、术后检查肾功能。

通过前面的阅读，我们了解了心脏常用的检查指标和它们的临床意义，这些指标只是监测支架术后的心脏功能如何、恢复得怎样。如果要让心脏更健康，需要采取什么行动呢？请继续阅读。

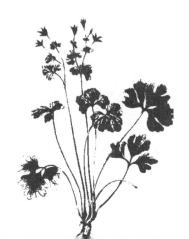

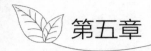

第五章
支架术后康复治疗

支架可以暂时解决血管狭窄与闭塞的问题，但是**不能预防新病灶的形成，也不能避免原有病灶的新发展，不能防止在旧病灶基础上形成新的病灶**。为了使心脏恢复得更好，就需要连续不间断地治疗，这种治疗就属于康复的范畴了。支架术后康复的目标：一是预防原有病灶再次狭窄；二是预防新病灶的形成；三是维持与改善心脏的功能。

1 支架术后康复治疗总原则

冠心病防治可以概括为ＡＢＣＤＥ五个字母，含义如下：

Ａ：使用血管紧张素转换酶抑制剂（ACEI）、阿司匹林（Aspirin）、血管紧张素受体拮抗剂（ARBS）。

Ｂ：控制高血压者的血压（Blood pressure control），使用 β 阻滞剂（β-blocker），控制体重（BMI control）。

Ｃ：戒烟（Cigarett equitting），降胆固醇（Cholesterol lowering），中医药（Chinese Medicine）。

Ｄ：合理饮食（Diet），控制糖尿病（Diabetes control）。

E：运动（Exercise），健康教育（Education），情绪与心态（Emotion）。

 支架术后康复过程

支架术后恢复过程就是损伤血管修复过程，分为以下几个阶段。

第一阶段：术后 1 周。康复常在医院进行，后期部分患者出院在家。在这个时期，治疗部位的血管受损伤后发生血管炎症反应，若不干预就可能导致支架周围聚集许多纤维蛋白、血小板和炎症细胞，成为血管再狭窄的诱因。

第二阶段：术后 2 周~1 个月。这个阶段主要在家进行康复，部分人可以恢复上班了。这个时期，损伤血管开始出现含有平滑肌细胞的新生血管内膜，血管的修复开始了，血管炎症并未彻底消除。

第三阶段：术后 1 个月~1 年。植入的支架大部分被新生内膜所覆盖，支架不再裸露在血液中，血管局部修复基本完成。

第四阶段：术后 1 年以上~终生。此阶段基本是以预防冠状动脉粥样硬化加重、避免新病灶形成为主要目的。一般认为，5 年以上的支架术后患者与没有支架的患者预后相似。

 术后 1 个月内的康复治疗

此阶段是住院与居家康复的阶段。应该遵从医嘱，按时服用药物，预防冠状动脉支架术部位形成血栓，预防治疗血管的闭塞，避免急性期的静脉血栓形成，减轻焦虑抑郁情绪。

药物：坚持按医嘱服用阿司匹林、他汀、氯吡格雷、沙坦类等药物。中医可以从补气活血来治疗，常用生脉饮、参七粉（生晒参、三七等份研粉）。

运动：在密切临床医学监测下进行运动，以防意外发生。最初卧床时可以练习深呼吸、抬高床头，渐增加为下床活动、监护步行 6 分钟试验、监护步行 12 分钟试验，直至试着上下台阶。

饮食：易消化、热量足够、优质蛋白质、新鲜蔬菜等食物为宜。摄入足量蔬菜的目的是保持排便畅通。

生活：戒烟、戒酒，学会放松。

 术后 12 个月内的康复治疗

支架术后 12 个月内，是血管修复的主要时期，患者面临从病人回归社会的角色转换，医护人员监护逐渐减少，随访的频次降低，患者以自我管理为主。这个时期看似"风平浪静"，实则暗藏危机，冠脉再狭窄易发生于支架术后 6～9 个月，这是影响支架植入术近期和远期疗效的主要问题。

药物：重点的预防用药不能随意停用，密切观察药物使用过程中出现的急性与慢性不良反应。其中氯吡格雷一般用药在一年以上。

运动：支架术 1 个月后可以逐步恢复日常强度的体力活动，以增强自信，散步、慢跑、太极拳、八段锦均可练习，以有氧运动为主，高强度的、无氧运动的活动应禁止。

学习：学习相关疾病知识，学会并坚持定期复诊与监测，从而早期发现与识别心脏不良事件如心绞痛、心肌梗死、心律失常，学会正确处理这些事件。

生活：坚持戒烟、不酗酒，控制体重。自我血压监测，合理控制血压、血脂及血糖。

 术后 1 年以上的康复治疗

支架植入术后 1 年进入稳定期，疾病加重概率相对减小。若术后 1 年稳定者，则手术部位病灶极少发生再狭窄。手术影响已不明显，冠心病的症状亦还平稳，此期大致属于院外长期康复期。患者应着眼于冠心病的长期预防以及良性生活习惯的保持。

药物：氯吡格雷可以在医生指导下停用。由于经历一年的服药，患者服药呈现疲态，经常有患者在此阶段随意停用药物。

运动：通过有氧运动可以稳定斑块、延缓动脉粥样硬化进程，部分患者甚至能逆转硬化斑块。

有数据显示冠脉支架植入术后患者接受心脏康复训练人数仅占全部支架治疗患者的1/4，既与社会上不能提供这样的服务有关，也与患者不掌握相关知识以及对康复不正确认知有关。这种不正确的认知造成了部分患者对运动康复训练的抵触情绪，拒绝接受康复训练；也有些人以为支架植入可完全治愈冠心病，从而放弃康复训练，纵容不良习惯。

 术后 5 年以上的康复治疗

支架植入术后 5 年以上时，患者已很难再与"术后恢复"关联起来。此时的患者，支架的影响基本消除，康复治疗主要以预防冠心病为主，作为有支架植入术既往病史的患者，应比常人更注重预防。

药物：随着病情的稳定，有些用药可能会停用，有些药物可能因不良反应不再使用。此时，仍需要定期面诊医生，确定药物治疗方法。

生活：健康生活 5 年的支架术后患者，有些不良的生活习惯可能"死灰复燃"。此时患者需要坚持、坚定地进行康复，以预防动脉粥样硬化的发展，让心脏能够更长时间地为生命服务。

补药：此时的患者可以在每年冬季开点膏方、泡点药酒以进补，提高综合素质与抵抗力，切忌盲目进补，随意、道听途说地使用保健品、偏方。

 支架术后重点关注的问题

支架术后可能存在的主要问题如下。

（1）住院期间可能发生的主要问题：血管并发症如血管穿刺部位的严重出血、穿刺部位血管闭塞，造影剂所导致的肾脏损害，血管损伤的修复。

（2）出院后需要长期关注的问题：术后干预血管炎症反应、血管内皮过度增生，情绪与心理的康复，以使患者能更好地回归社会。

（3）治疗相关药物毒副作用：如术后服用他汀类降脂药所导致的肝功能损伤，服用抗血小板药物引起的出血，阿司匹林等药物引起的胃肠问题。

8 支架术后代谢综合征的管理

代谢综合征是以肥胖、糖尿病、血脂异常、高血压等多种代谢疾病并存为临床特点的疾病。代谢综合征产生的主要原因是以胰岛素抵抗为基础，同时有脂肪代谢、糖代谢紊乱。

代谢综合征患者患心脏病的危险比正常人高 3.7 倍，特别是那些患上糖尿病的人，其发生心梗或中风的危险将增加 3 ～ 5 倍，死亡率增高 5 ～ 6 倍。这在女性患者中更加明显。我国高血压病人发生心肌梗死的概率较正常人高 2 倍，而且血压越高，死于冠心病的危险性就越高。高血脂与冠心病的发生直接相关。

代谢综合征的控制主要方式是运动、合理饮食，及适当的药物治疗。

9 支架术后患者的血糖指标

血糖过高加速动脉粥样硬化的形成与发展，因此，有说法是得了糖尿病就相当于得了冠心病。冠心病患者的血糖控制要个性化，生活自理能力差、糖尿病病史较长、心血管疾病整体危险水平较高、有过严重低血糖发作史、预期寿命较短以及并存多种疾病的老年患者，不必勉强追求达到理想控制目标，血糖水平控制在以不出现低血糖为宜，追求血糖水平达标可能会显著增加低血糖发生率，诱发心绞痛、心肌梗死或其他严重事件。

建议介入术后患者糖化血红蛋白控制在 6.5% ～ 7.0%。如果在此水平仍有饥饿感及伴随心绞痛发作，血糖控制水平还可宽松一些。

10 支架术后患者的血糖管理

支架术后患者每周测量空腹血糖，每 2 ～ 3 个月测量糖化血红蛋白。

支架术后患者如果合并了糖尿病，控制血糖的方法有运动、饮食与药物。运动需要根据身体状况来确定运动的形式与活动量，饮食要根据体重、活动量、心脏耐受情况来确定。有糖尿病的支架术后患者不宜食用粥类主食、糖类食物，饮食基本原则是主食粗细搭配、米面结合，以干为主；副食荤素结合、品种多样。

11 支架术后患者的体重标准

衡量体重是否合适有两个指标，一个是体重指数（Body Mass Index，简称BMI），一个是腰围。

体重指数是根据体重与身高计算出来的，BMI= 体重（千克）/ 身高（米）^{2}，比较好的体重应该是 BMI 维持在 18.5 ～ 24.9 千克 / 米 ^{2}，低于这个界限值是消瘦，高于这个界限值是超重和肥胖。

腰围是反映脂肪总量和脂肪分布的综合指标。腰围能更好地反映中心型肥胖，而中心型肥胖是冠心病发病的一种体型。世界卫生组织推荐的测量方法是：被测者站立，双脚分开 25 ～ 30 厘米，体重均匀分配，腰围控制指标为：男性腰围＜ 90 厘米，女性腰围＜ 80 厘米。

12 支架术后患者体重管理

每周测量体重，了解体重变化情况，测量时间选择清晨空腹排便排尿后进行。

支架术后患者的体重控制关键在于控制热量出入问题，通过限制主食量来控制摄入，通过运动来控制热量消耗。以 50 岁左右年龄、60 千克左右体重的患者来说，每餐 75 克米饭提供的热量足够日常使用；副食要荤素搭配，肉类每天在 100 克左右，蔬菜在 500 ～ 750 克；水果 250 克左右，避免与减少零食。这个年龄的体力活动也需要达到每日 10000 ～ 15000 步。纯素食不利于代谢的平衡，也不能保证营养均衡。

 支架术后患者的血压标准

冠心病合并高血压的人并不少见。血管长期处于高压力状态下，容易发生动脉粥样硬化；而过低的血压又可能因为冠状动脉灌注不足，引起心绞痛发作。因此，恰当地控制好高血压患者的血压也是很重要的措施。

普通高血压患者血压控制在 140/90mmHg 以下即可，但是有的人血压会降得更低。支架术后病人的血压应控制在 130/80mmHg 以下。

 支架术后患者的血压管理

规律地定期测量血压，随时了解血压控制情况。

坚持非药物疗法为主：对于有冠心病、已经进行支架治疗的患者，血压要根据心脏耐受情况来调整；要坚持药物与非药物方法并举，其中在心脏能耐受的范围内活动，控制盐，增加摄入具有帮助降压的食物。

结合必要的降压药物：冠脉支架术后患者普利类、沙坦类、洛尔类、地平类降压药均可使用，应根据具体情况来选择，如心率快选洛尔类、而心率慢选地平类。如果没有咳嗽等副作用，可以选择普利类降压药；有咳嗽反应则改为沙坦类，可能会减少咳嗽的副作用。

15 支架术后患者的血脂指标

血脂是人体的基本营养成分，没有血脂人将不能生存，因此不要把血脂当成我们的敌人。按照我国《经皮冠状动脉介入治疗指南》建议：支架术后患者的低密度脂蛋白胆固醇（LDL-C）控制在＜ 2.6mmol/L（100mg/dL）；合并糖尿病及众多危险性因素的患者应该更严格些，建议：低密度脂蛋白胆固醇（LDL-C）＜ 2.0mmol/L（80mg/dL），总胆固醇（TC）＜ 4.5mmol/L，高密度脂蛋白胆固醇（HDL-C）＞ 1.0mmol/L，甘油三酯（TG）＜ 1.5mmol/L

16 支架术后患者的血脂管理

定期检查血脂。临床上检查的血脂指标有：总胆固醇（TC）、低密度脂蛋白胆固醇（LDC-C）、高密度脂蛋白胆固醇（HDL-C）、甘油三酯（TG）。载脂蛋白 A 的作用与高密度脂蛋白相似，载脂蛋白 B 的作用与低密度脂蛋白相似。如果服用降脂药，应同时检查肝功与肾功。

坚持饮食、运动优先：推荐摄入更多富含不饱和脂肪酸的食物，如含有 Omega-3 脂肪酸的鱼类等；坚持中等强度、心脏能够耐受的体力活动。

适当服用降脂药：主要使用的是他汀类降脂药，如果以甘油三酯升高为主，可选择贝特类降脂药。一般认为，他汀与贝特类降脂药不同时使用。中药降脂药如脂必妥、绞股蓝、血脂康亦可选用。

17 体力活动恢复

目前，约 90% 的支架术是通过桡动脉进行的。如果术前没有心肌梗死，术后也无心绞痛、心慌、胸闷等不适，基本上术后就可以下床活动；术前有心肌梗死的患者卧床 48 小时左右也可以下床活动。

通过股动脉行支架术、术前无心肌梗死的患者，24 小时之内需要卧床，避免出血，但是可以在床上做一些简单的活动；一般没有特殊不适的话，24 小时以后就可以下床活动，短距离行走，避免劳累及剧烈活动；大约 1 周以后可以进行散步、太极拳、慢跑等活动，当然也需要避免过度劳累，如果活动中出现了心慌、胸闷、胸痛等心脏症状，立即休息，并服用抗心绞痛速效药物，及时到医院复诊，服药后不能缓解需要立即拨打"120"急诊就医。

18 性生活康复

正常的性生活对术后恢复有益，长期压抑性欲会导致或加重焦虑、抑郁等心理问题，不利于术后的恢复。一般患者术后可能因为担忧心脏问题而害怕性生活，因此对术后患者向医生咨询，得到性生活康复指导是非常重要的。

患者术后恢复性生活的时间和患者的身体状况密切相关。对于术后症状缓解明显、病情稳定的患者，一般在 4～6 周后可以逐步恢复性生活，但是次数应在 1～2 次／周，每次时间在 20 分钟以内。禁止连续性生活，而且避免在饱食、饮酒、劳累等情况下进行性生活。如果在性生活过程中出现心慌、胸闷、胸痛等情况应停止性生活，休息及服药后不能缓解应立即就医。病情不稳定的患者，应禁止性生活，直到病情稳定，并咨询心血管医生是否能进行性生活。

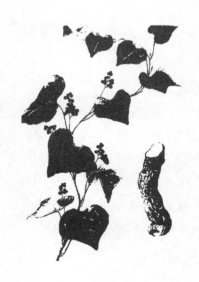

第六章

饮食起居与运动康复

1 春季康复

春天是天气开始转暖的季节，虽不像冬天那么寒冷，但是气温仍然偏低。古人有"春捂秋冻"的说法，冠脉支架术后患者做好"春捂"是必要的。

心血管病患者受天气影响很大。随着天气的转暖，心血管病的情况会比较容易控制，这时候需要适量运动，增强个人体质。

春天对应的是五脏的肝脏，肝主调畅情志。春天情绪容易波动，因此要保持心情愉悦，很多心血管疾病都是因为情绪不佳引起的。春天多风，中医上说"风为百病之长"，很多病邪会随着风邪侵入人体，所以春天要防寒，避免冷风直吹面部及后背等。

2 夏季康复

夏天应该是心血管患者比较"喜欢"的季节，也是比较容易平稳度过的季节。一到夏天，医院里心血管门诊和病房的病人要少很多。但是到三伏天后，心血管病人的日子就不好过了，这个季节心脏病也容易发作，夏季要注意以下几个问题。

首先，注意及时补充水分。夏季温度高，出汗多，若不及时补充水分，血液会变得黏稠，容易产生血栓。

其次，保证充足睡眠。夏天因为白天长，晚上短，加上天气炎热的原因，睡眠时间一般偏少，这时要注意保证良好的睡眠质量，加遮光窗帘有助于睡眠质量的提高。

第三，室内空调温度控制得当，既不过高也不过低。当人体从高温环境进入到低温环境，血管会收缩，温度过低，室内外温差大容易导致心血管意外的发生。此外，空调温度太低，也容易感冒。

最后就是饮食的问题。夏天温度高、湿度大，一方面很多人会出现食欲下降，另一方面又会进食生冷以解暑，这样其实对身体是不好的。食欲下降可以喝点清暑、祛湿、开胃的中药或者饮料，喜好冷饮的则要适量。

 ## *3* 秋季康复

随着秋天的来临，气温从高温降到适宜温度，心血管患者的"好日子"又来了。"一场秋雨一场寒"，随着深秋的到来，北方地区的昼夜温差加大，一年之中心血管病人的好日子就慢慢地过去了。这时候，及时增加衣物非常重要，冠心病不宜"秋冻"，晨练要注意保暖。随着天气的转凉，夏天不想吃饭的情况会消失，食欲会变得好起来，但也要注意适量，不能进食过饱，过饱有时也会诱发心脏疾患的发生。

4 冬季康复

冬天是冠状动脉支架术后患者"比较难过"的季节。冬天气温是一年之中最低的季节，中医认为冠心病发作和人体阳气亏虚密切相关，温度降低会使阳虚症状变得明显，因此冬天要特别注意以下三个方面的问题：

第一，保暖的问题。穿上足够的衣服是必须的，室内的温度也要保证，夜间起床上厕所也别忘了披上暖和的衣物，洗脸、刷牙用温水，外出时更要"全副武装"，手套、帽子、围巾一个都不能少，重点是防风防寒。

第二，饮食的问题。冬天是进补的好日子。但是食补也要适度，大鱼大肉、没有节制的饮食不利于支架术后康复。冬天血液流动慢，大鱼大肉会使血液脂类含量升高，血液黏稠度增加，血液流动变得更慢，加重血栓风险，因此，在冬天食补的时候要同时多吃新鲜蔬菜、勤喝水。

第三，运动的问题。冬天时，建议心脏病患者多在室内运动，室外的气温低，出汗后容易感冒。冬天尽量不要剧烈运动，中医讲究"秋冬养阴"，就是讲冬天不能过度锻炼，以免阳气外泄，而是要适当以静为主，动静结合。

 烟瘾处理

冠脉支架手术后的患者应严格戒烟以消除烟草的危害。一方面，烟草中的烟碱可使心跳加快、血压升高、心脏耗氧量增加，引起血管痉挛、血液流动异常以及血小板黏附性增加，这些是吸烟导致的增加心绞痛发作和突然死亡的重要原因。另一方面，人的血管就像家里的水管，用时间长了水管自然会长水锈，严重时完全锈死了就没水了。随着年龄的增长，动脉硬化发生的风险升高，老年人或多或少都会有动脉硬化，但没有高危因素，血管粥样硬化自然就好一些。吸烟是动脉硬化的高危因素，支架治疗后继续吸烟，将导致动脉硬化进一步加重，严重时可能导致支架内再狭窄或闭塞，危及生命。因此，烟是绝对要戒的。

戒烟成功与否主要取决于支架术后患者对戒烟重要性的认识以及自控力。当产生烟瘾时可延时吸烟及吸电子烟，医院也有戒烟门诊。

6 酒的利弊

酒可以分为三种，白酒、啤酒与米酒（黄酒、冬酒）。消费量最大的是啤酒，饮用频率最高的是白酒。笔者曾经研究过喝酒对血瘀与痰的影响，发现少量饮酒可以减少血瘀，但是大量饮酒使血瘀更为严重。也有研究认为，少量规律饮用低度果酒或发酵的粮食酒可降低冠心病风险。

一般主张心脏病患者不喝酒，如果原来有酒瘾的，也要控制饮酒的总量。同样冠心病支架术后患者喝酒也一定要有节制，少量喝酒可能有一定好处，每天最好不要超过 50 克。

此外，支架植入术后需要长期服用抗凝及抗血小板药物，这是为了防止支架内血栓形成。虽然现在心脏支架有许多是药物涂层的，但仍需服用上述药物，喝酒对血管并没有特别大的损害，但在服用这些药物的同时还大量喝酒会导致消化道损害、重要脏器以及脑等出血，严重的会危及生命。

7 喝茶的利弊

茶是我们日常生活中最常见的饮品，绿茶是茶叶经过烘炒制作而成，红茶是经过发酵制作而成。在男性中，饮用绿茶的量相对较大，茶龄相对较高的人群中发生冠心病的概率较低。一项前瞻性研究表明，心肌梗死的死亡概率与喝茶习惯有关，具有喝茶习惯的人在发生心肌梗死时的死亡风险明显减低。

喝茶可以从精神层面使人从压力中解脱出来，营造一个轻松舒适的环境。另外，茶饮对冠心病还有很多实在的预防治疗作用。绿茶的主要成分具有抗氧化、降低血压、改善血液流变异常、抗血栓形成、保护血管内皮等作用，同时绿茶还能降低脑卒中发生的风险。我们的研究发现，茶色素可以起到降脂的作用。另外，内皮损害在冠状动脉粥样硬化的起始阶段发挥着非常重要的作用，长期饮用红茶可以逆转冠心病患者内皮损害。

建议患者在支架术后饮用红茶或者绿茶，需要提醒的是：浓茶会导致心率加快，所以喝茶以淡茶为宜。如果有失眠者，建议不饮茶。

 饮食原则

支架术后患者的饮食原则归纳起来有以下几点：热量够用，主食以米面为主；脂类限量，优选植物油脂；新鲜蔬菜，不可或缺；酒水饮料，少用为宜。从中医的角度来讲，还要做到食物寒、热、温、凉四气平衡，辛、甘、苦、酸、咸五味调和。

热量够用是指糖类与脂肪类食物不超量，以免引起或加重肥胖，特别是术后有焦虑患者，容易摄入过多的食物。

脂类限量，优选植物油脂，是因为食物中的脂类是脂溶性维生素吸收的基本条件，也是细胞膜的结构成分和激素合成的原料，缺乏后会引起各类健康问题，但是胆固醇与甘油三酯过多可加速与促进动脉粥样硬化，因此要限量。

 每日主食

主食是热量的主要提供者，对于支架术后的患者，要提供含淀粉的食物，如谷物、面食、五谷杂粮；不吃糖果，不喝糖水。提倡吃全谷食物，如燕麦片、全麦食品等。该类食物可以降低总胆固醇和低密度脂蛋白胆固醇。

主食干做对合并糖尿病的支架术后患者更有利，稀粥可使糖尿病的血糖控制困难，加重胃 - 食管反流症、慢性胃炎患者的症状。

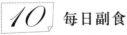 **每日副食**

副食是提供脂类及蛋白质的主要食物。副食辅助主食可以更好地发挥营养身体的作用，因此不可忽视副食的搭配。

支架术后患者提倡吃含动物性脂肪低、胆固醇低的食物。含动物脂肪和胆固醇高的食物有动物内脏、猪油、蛋黄、蟹黄、鱼子、椰子油、可可油、奶油及其制品等。含胆固醇低、动物性脂肪低的食物有禽肉、各种瘦肉、蛋白、豆制品、橄榄油等。保障蛋白质供应最好的办法是食用含有优质蛋白质的食物，如鱼类、虾类及肉蛋类产品。新鲜蔬菜富含维生素 C 及纤维素，提倡每天摄入新鲜蔬菜、瓜果 300～500 克。

11 零食饮料

零食可用，但要注意油脂含量及总热量的控制，建议支架术后患者选用坚果类食物如花生、杏仁、核桃、碧根果等。平均摄入坚果量每天 20 克为宜。

饮料以饮用红茶、绿茶及不含咖啡因的咖啡为宜。茶能降低心肌梗死后的死亡率；绿茶能降低中风风险；不含咖啡因的咖啡不仅对心脏病没有害处，还能降低中风和糖尿病的发生概率。限酒，除饮用药酒外，不提倡冠心病支架术后患者饮酒，更不能醉酒。

12 辣椒的利弊

辣椒原产于墨西哥，明朝末年传入中国，深受许多中国居民的喜爱，迅速成为大江南北的常用食材。在我国的大多数菜系中，辣椒是一种不可或缺的调味品，如川菜、湘菜、鄂菜、赣菜都经常用到辣椒。

辣椒中含丰富的维生素 E 和维生素 C，此外还含有只有辣椒才有的辣椒素，而在红色、黄色的辣椒、甜椒中，还有一种辣椒红素（capsanthin）。这两种成分都只存在于辣椒中，辣椒素存在于辣椒果肉里，而辣椒红素则存在于辣椒皮，它的作用类似胡萝卜素，有很好的抗氧化作用，因此喜欢吃剥皮辣椒的人可能就吃不到辣椒红素了。

少量辣椒可以调节血脂，降低血压，抑制体内血小板聚集和凝血因子Ⅷ和Ⅸ，具有潜在保护心血管胃肠的作用；还可以减缓冠状动脉粥样硬化的进程及防止支架内血栓形成，改善阿司匹林引起胃黏膜损害出现的反酸、烧心等症状。但食用过多辣椒后，其中的辣椒素对胃肠道和心脏有害。支架术后病人少量食用辣椒，也可以提振因焦虑情绪影响的食欲。

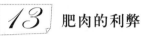

肥肉的利弊

所谓肥肉是指动物身体含脂肪多的部位。肥肉中含有大量的脂肪和胆固醇，其中脂肪的主要成分是饱和脂肪酸。饱和脂肪酸不仅能够抑制内皮功能，还会升高血清胆固醇，而且肥肉本身就含高胆固醇，例如每100克肥肉（猪肉）中含有0.109克胆固醇。大量吃肥肉会摄入过多热量，导致脂肪堆积在皮下尤其腹部皮下，导致腹型肥胖。血脂高尤其是血清胆固醇高和腹型肥胖都是冠状动脉粥样硬化的危险因素。另外，大量吃肥肉也会导致高血压、脂肪肝等慢性疾病，所以支架术后患者应当少吃或者不吃肥肉。

蛋黄的利弊

支架术后是可以吃鸡蛋黄的，因为蛋黄中的维生素种类较为齐全，包括所有B族维生素、维生素A、维生素D、维生素E、维生素K和微量的维生素C。此外，蛋黄部分也含有大量的矿物质元素，如钙、磷、铁、硒等。蛋黄还是磷脂的极好来源，卵磷脂具有降低胆固醇的效果，并且可以促进脂溶性维生素吸收。鸡蛋黄中的脂肪主要以不饱和脂肪酸为主，其中一半以上不饱和脂肪酸正是对预防心脏病有益的油酸，这些成分对支架术后都是有益的。

每个鸡蛋蛋黄大约含胆固醇200～300毫克。《中国居民膳食指南》建议，健康人每日的膳食胆固醇不宜超过300毫克，即每天可以吃一个鸡蛋；有高脂血症者，应严格限制，每日摄入量不应超过200毫克，每周3个鸡蛋最宜。

动物内脏的利弊

研究表明，血脂异常会促进或者导致冠心病的发展。血脂成分中最重要的是胆固醇和甘油三酯。《中国居民膳食指南》推荐每天摄入的胆固醇量以 300 毫克最佳。而有高血脂的人，更应该严格限制，不高于 200 毫克。支架术后的患者在使用二级预防药物他汀类药物调节血脂外，应该少吃动物内脏。

动物内脏中含有大量的胆固醇和甘油三酯。以胆固醇为例，表 6–1 为每 100 克动物内脏中的胆固醇含量。

表 6–1　每 100 克动物内脏中的胆固醇含量　（单位：毫克）

品　名	胆固醇含量	品　名	胆固醇含量
猪　肝	288	羊　肝	161
牛　肝	257	鸭　肝	515
鸡　肝	429	猪　肺	314
牛　肺	234	羊　肺	215
猪　心	158	牛　心	125
羊　心	130	猪　舌	116
羊　舌	147	牛　舌	125
猪　肾	405	牛　肾	340
羊　肾	340	猪　肚	159
羊　肚	124	牛　肚	340
猪肥肠	159	羊肥肠	111
牛肥肠	148		

16　素食的弊端

所谓素食是指不含动物性食物搭配的食谱，如果素食出于宗教信仰或其他原因则另当别论。有些患者支架术后就改为素食了，是否合适呢？下面给大家分析一下。

（1）植物性食物中缺少一种物质，而这种物质可以刺激肝脏产生一种高密度脂蛋白，能把附着在血管中的胆固醇转运排出体外。胆固醇高了会附着在血管壁上，久而久之就会导致血管变窄、弹性差，出现高血压、冠心病等。而植物中缺少的那种物质是一种不饱和脂肪酸，它主要存在于鱼肉类的食物中。

（2）纯吃素也会导致蛋白质和脂肪的摄入不足，导致脂溶性维生素及微量元素缺乏，例如维生素 B_{12} 的缺乏，同样会造成动脉血管变厚、管腔变窄。

（3）支架术毕竟也是一种创伤，术后需要保证营养，才有利于恢复。因此，支架术后应注意三大营养素的搭配，保证生理需要的优质蛋白质、不饱和脂肪酸及各类维生素的摄入，而优质蛋白质主要存在于动物性食物中。

药物治疗是支架术后康复的主要措施，要用好这些药物，需要掌握一些什么知识？欲了解有关药物知识，请继续阅读。

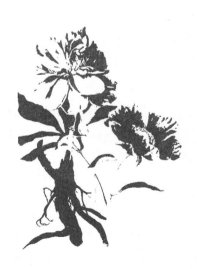

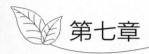

第七章

康复中的药物使用

冠心病支架术后的康复经常要用到多种药物，恰当地选择与服用药物，可以使康复更为有效。冠心病支架术后康复使用的药物大多与预防心绞痛复发以及预防动脉粥样硬化进展的药物是相同的。

 治疗心绞痛常用药物

心绞痛作为冠心病最常见的类型，其药物治疗与非药物治疗构成了冠心病治疗的两驾马车。一旦患有心绞痛，治疗常常是终生的，药物往往也需要伴随终生。心绞痛治疗与康复的常用药物归纳为 A、B、C、D、E 五类。A 是指阿司匹林，也包括氯吡格雷；B 是各类 β 受体阻断剂；C 是钙拮抗剂，如地尔硫卓、维拉帕米（异搏定）；D 是指硝酸酯类；E 是指他汀类药物。这些药物既是预防心绞痛复发的基本药物，也是冠心病二级预防与康复的基本药物。

 阿司匹林

阿司匹林有一百多年临床应用历史，早期用于治疗感冒退热、风湿热等风湿性疾病，近数十年来广泛用于心脑血管疾病的二级预防。

阿司匹林的用量：在支架植入术前顿服 0.3 克，术后每天睡前或早上顿服 0.1 克，以空腹服用为宜；有胃肠疾病的改为餐后服用；如果有反酸或烧心，可以加用质子泵抑制剂。

阿司匹林的主要不良反应：血小板减少，出血倾向，胃炎，消化道出血。阿司匹林是造成胃黏膜损伤、引起胃炎、糜烂出血的主要药物。因此，血液病及出血病人、有血小板减少、高血压未控制、有出血性中风危险的患者不宜使用阿司匹林。

长期服用阿司匹林可能造成消化道溃疡或出血，如服药期间出现胃痛或黑便应及时到消化科或急诊科就诊。不能使用阿司匹林的人可以选择使用活血化瘀中成药制剂。

氯吡格雷、替格瑞洛或普拉格雷

氯吡格雷（波立维、泰嘉），可抑制血小板聚集，从而减少血栓形成的风险，是冠脉支架患者的常用药物。

用法：对于支架术患者，如果没有不良反应，氯吡格雷维持剂量为每天 75 毫克，至少坚持用药 12 个月；替格瑞洛维持剂量每次 90 毫克，2 次 / 天；普拉格雷维持剂量 10 毫克 / 天。

此类药物的主要不良反应为：出血、胃肠道反应以及中枢及周围神经症状。据研究报道：接受氯吡格雷或阿司匹林治疗的患者，出血的总发生率为 9.3%；氯吡格雷的胃肠道反应的发生率（如腹痛、消化不良、胃炎和便秘）为 27.1%，皮肤及其附属组织疾病的发生率为 15.8%，还有部分病人会出现头痛、眩晕、头昏和感觉异常等中枢及周围神经症状。

双联抗血小板治疗

支架治疗的患者往往需要强化抗血小板治疗，以提高预防血栓形成的效果。目前双联抗血小板药物是指阿司匹林 + 氯吡格雷。

专家认为，只要没有禁忌证，氯吡格雷至少服用 12 个月；如怀疑有支架内血栓形成倾向，应考虑延长联合用药时间。

服用双联抗血小板药物时，应注意是否有出血倾向，如牙龈出血、皮肤出血、黑便等，定期检查血常规。虽然抗血小板药物有不良反应，但多数情况下不会造成严重后果，所以患者不应擅自停用抗血小板药物。若遇到需要停用的情况（如外科手术），应由医师决定；出现不良反应可以暂时停药，并尽快就诊。

 β - 受体阻断剂

常用 β - 受体阻断剂有美托洛尔、比索洛尔、阿替洛尔。这类药物能够降低心率，减少心肌耗氧量，从而使患者心绞痛发作次数减少、提高患者的运动耐量。β - 受体阻断剂现已作为预防心绞痛发作的一线药物，适合于伴有心率快的心绞痛或者是活动过程中发作心绞痛的患者。

洛尔类药物因每个人的耐受性不同，用量也因人而异。美托洛尔常用量从 12.5 ~ 47.5 毫克不等，比索洛尔的用量为 2.5 ~ 10 毫克。

洛尔类药物的主要不良反应是心动过缓、传导阻滞以及由于心肌收缩力抑制导致心功能下降。有心动过缓及传导阻滞不宜使用；心力衰竭患者有条件使用；哮喘患者及慢喘支患者一般不用。

 硝酸酯类药物

硝酸酯类药物可以分为长效及短效两类，急救用药常用短效药物如硝酸甘油。硝酸甘油因起效快、疗效肯定、使用方便，成为缓解心绞痛发作最常用的药物，临床上舌下含服或外用，在抢救病人时可以持续静脉注射。长效品种有单硝酸异山梨酯，市场供应有 20 毫克 / 片的片剂及 60 毫克 / 粒的缓释胶囊，主要用于预防心绞痛发作。60 毫克的胶囊缓释制剂一般每日 1 次，每次 1 粒；20 毫克的片剂，每次 1 片，每日 2 ~ 3 次口服。

主要不良反应是血压下降过多及头痛。因这类药物可以升高眼压，青光眼病人不宜用，有青光眼者需要告诉医生。

 钙通道阻滞剂

钙通道阻滞剂既可治疗与预防心绞痛，也可治疗高血压，是临床上预防和治疗心绞痛的常用药物，对变异型心绞痛疗效最佳，对冠心病合并高血压患者比较适宜。钙通道阻滞剂主要分为二氢吡啶类（结尾带"地平"字样的钙通道阻断剂）和非二氢吡啶类（如硫氮䓬酮、异搏定等）。心绞痛患者常用非二氢吡啶类如硫氮䓬酮、异搏定等，短效地平类药物如心痛定一般不在心绞痛患者长期使用。

地平类药物的主要不良反应是头痛、面红、心慌、心跳加快及牙龈增生。非二氢吡啶类的钙通道阻断剂的主要不良反应是减慢心率，加重传导阻滞，抑制心肌收缩力，因此明显心动过缓、传导阻滞及心衰者不宜使用。

 曲美他嗪

曲美他嗪是一种预防心绞痛发作的常用心血管药物，能提高心肌能量代谢。研究提示，在术后常规用药基础上加曲美他嗪可能有改善心绞痛发作频率和程度的作用，并保护缺血心肌、改善心脏功能。它对血流动力学效应影响较小，因此很少发生像硝酸酯制剂引起的低血压和心率加快等不良反应，适用范围比较广泛。当患者不能耐受硝酸甘油等硝酸酯类药物时，可以加用曲美他嗪。曲美他嗪的不良反应主要是胃肠道不适，例如恶心、呕吐等，但是比较少见。

9 他汀类药物

他汀类药物可以抑制冠状动脉支架植入部位血管炎症反应，同时降低胆固醇，达到稳定斑块、降低短期内再狭窄、远期血栓形成和新病变的风险，从而改善预后。他汀类药物成为支架植入术后患者的常规治疗药物。

如果患者没有施行支架术治疗的禁忌证，应及早使用他汀类药物。专家建议，介入前立即服用阿托伐他汀大于 40mg；支架术后再服用阿托伐他汀 40 毫克／天，至少使用 1 个月；之后长期他汀治疗，达到低密度脂蛋白小于 70mg/dL（1.8mmol/L）的治疗目标。

10 他汀类药物与高血糖

他汀可引起空腹血糖水平以及糖化血红蛋白水平升高，使糖尿病患者的血糖控制不良。2011 年发表的一篇报告纳入 5 项有关他汀治疗的随机对照研究，结果提示大剂量强化他汀治疗较中等剂量他汀治疗使患者新发糖尿病风险增加了 12%。

欧盟和美国药品监管部门得出了相似的结论，认为他汀使用与新发糖尿病、糖化血红蛋白和（或）空腹血糖水平升高存在较明确的相关性。我国国家食品药品监督管理总局（CFDA）也在 2012 年 11 月 20 日发布药品不良反应信息通报，提醒医生及民众使用他汀要注意它们对糖代谢的不良影响。服用他汀类药物，特别是大剂量使用时，需要重点观察空腹血糖、糖化血红蛋白等指标。

11 他汀类药物与肌肉损伤

肌肉疾病是他汀类药物最严重的不良反应，肌病的发生率和严重程度与他汀用量呈正比。出现肌病时有肌肉痛或肌无力，伴有磷酸肌酸激酶（CK）升高至正常上限 10 倍以上，以及发热和全身不适症状。肌病未及时发现继续用药，可能导致横纹肌溶解和急性肾功能衰竭。他汀类药物与贝物类药物合用时更易发生肌病。

使用他汀类药物，特别是与贝特类降脂药联合使用时要高度重视，出现肌肉疼痛、肌肉无力须及时就医，没有症状也要定期检查血 CK 等指标。

他汀类药物与肝功异常

他汀类药物有引起肝酶异常的不良反应，而且非常难以预测，因此，需要加强用药前检测与用药动态观察。对于肝功能轻微异常，可用脂肪肝等疾病解释时，可使用他汀类药物。转氨酶升高的患者，使用时用量要偏小，并且复检的间隔时间要缩短。

他汀类药物使用期间，应该定期进行肝功能检查，包括转氨酶指标与胆红素指标。如果用药后出现明显升高，就应该换药、减量或停药。

他汀类药物与记忆／认知障碍

美国亚利桑那大学曾经对 1040 种药物进行测试，发现有四种药物会在神经突触内造成结节形成，像一根绳子上系了一颗珠子一样，这四种药物都是他汀类药物。神经元内出现了一些不寻常的肿胀，研究人员称其为"联珠"效应，"联珠"在停用他汀药物以后会消失。

服用他汀类药物出现记忆和认知障碍在临床上其实并不少见，只是大部分医生都忽视了这些现象，毕竟它看起来不像高血糖、肌病和肝酶异常那么容易发现，后果也没有那么严重。

他汀的合理使用

使用他汀药物如何趋利避害，是医生患者的共同目标。针对各种不良反应的预防与处理，除了停药以外，还可以采用以下方法：减量与间断应用；不同他汀类药物之间的替换应用；与非他汀类降脂药物的替换应用；他汀与其他降脂药物联合应用以减少他汀类药物的用量；与肝保护性药物的联合应用。

15 沙坦类药物

沙坦类药物是血管紧张素 2 受体拮抗剂，常用于高血压的治疗，现在也广泛用于介入治疗的冠心病患者。市面上的沙坦类药物有氯沙坦、缬沙坦、厄贝沙坦、替米沙坦等。

沙坦类药物能明显改善心衰患者和心肌梗死后患者的心脏功能，显著降低冠心病患者死亡率和再发主要不良心血管事件的风险。若无禁忌证，所有冠心病患者应早期开始使用沙坦类药物进行药物治疗，并长期服用。各类沙坦类药物的用量如下：

氯沙坦钾 50 ～ 100 毫克；

缬沙坦 40 ～ 80 毫克；

替米沙坦 80 毫克；

厄贝沙坦 75 ～ 300 毫克。

使用时，应从小剂量开始，根据血压情况及是否可耐受调整用量，特别要注意低血压反应。

16 中药与中成药

中药已经成为治疗冠心病的第六类药物，而它们的实际作用既有上述五类药物的作用，又有以上五类药物不具备的作用，可能成为冠心病药物治疗最有前途的药物类别之一。

目前用于治疗冠心病的药物种类繁多，最常用的、证明有效的有活血化瘀、益气养阴、补肾健脾、化痰清热等药物。单用有效的有三七、丹参、人参、葛根等药。

支架术后，有些患者寻求中医药的治疗与康复，是否有可行的办法？请继续阅读。

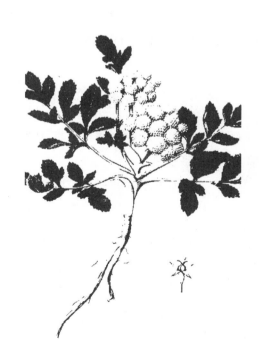

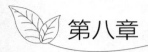

第八章

支架术后中医康复

自古以来的中医坚持以"患病的人"为中心，不仅重视医疗，更重视指导患者针对疾病进行养生、预防与康复。大多数医生看完病后会强调什么能做、什么不能做，什么能吃、什么不能吃，这些都是康复指导的内容。

1 支架术后病机变化

冠状动脉支架治疗的损伤与修复过程符合中医"金刃所伤"的过程，只是损伤部位不在肌肤而在血脉。冠脉支架治疗早期为损伤血脉，血脉局部出血并形成瘀血，伤血脉必然涉及气血，与跌打损伤病机转化的规律相同，基本过程为：出血—血瘀—气滞—化热成毒—耗伤气阴。病理变化一般可以分为三个阶段：第一阶段即支架术后 1～2 周，在此阶段，血脉受损之后，瘀血很快形成并化热，瘀热互结，损伤气阴；第二阶段为术后 2 周后，这个阶段主要是血脉修复阶段，气阴出现亏虚，痰浊、瘀血并不能因手术而完全消除；第三个阶段就是支架术后 1 个月以后，由于支架术所产生的血管病灶基本稳定，支架的影响慢慢减小，这时仍以冠心病的本病表现为主。

支架术后证候变化规律

根据国内同行与笔者团队的研究，发现冠心病支架术后中医症候变化呈现一定的规律性，血瘀、气虚、阴虚、痰浊、热蕴的规律性变化较为典型。一般情况下的变化规律如下：

术后~48小时血瘀逐渐下降，气虚增加。

术后24~72小时，气虚与阴虚以及热毒逐渐增加，而血瘀变化不明显。

术后72小时以后气虚与阴虚基本稳定，血瘀基本稳定。

也有研究发现：不同年龄不尽相同，中青年最主要的为血瘀，老年患者多表现为气虚血瘀或气阴两虚，女性患者痰浊、热蕴多于男性。

 中医康复原则

中医始终是把预防与康复放在首要的位置，这些理念可以在冠脉支架术后康复中应用。在康复中，注意以下几点对提高康复效果特别有帮助。

形神统一　中医认为形神兼顾的康复才是最好的康复。形体的康复包括非药物与药物的方法，能够扶助正气、补益脏腑气血，比如导引养气柔形等。精神情志的康复，道家、儒家及佛家都有一些养生方法可以采用。另外，中医有调养心神的各种药物与穴位，患者可以从药物与非药物两个方面进行心神调养。

标本兼顾　冠心病的发病与发展根本原因是本虚标实，本虚是脏气亏虚，标实是痰浊血瘀等病邪，在康复中既要注意到本虚的问题，又要注意标实的问题，标本兼顾才能取得最大的康复效果。

主动康复　中医认为，人体的生命活动在于不断的运动，不能完全依靠药物，不药而医人之疾是最好的治疗。支架术后的康复更是如此，不能以为用了各种药物就是最好的康复。真正的好康复是以导引、起居、饮食以养形，以修心养性、内视以养神，二者结合，将主动权掌握在自己手中。

中医情志康复法

古人已经认识到情志或者说情绪对人体健康的影响，认为情志是三大主要致病因素之一。《灵枢·口问》有："悲哀忧愁则心动，心动则五脏六腑皆摇"，说明情绪的剧烈变化，可以影响五脏六腑的功能，进而引起疾病，延迟康复。情志因素主要通过改变人体内部气的运行而影响机体健康，不同情志会影响不同脏腑。人要长寿不仅要形体健康，而且要会养神，"形与神俱"，也就是身心健康，人才能终其天年。

情志康复常用的是"恬惔虚无法""情志相胜法"。恬惔虚无关键是保持心态平和、心情平静，这样悲思忧恐等负面情绪就会减轻、减少，少了一些负面的情绪损害，多了一些快乐、安逸的正面情绪，保持五脏六腑气机流畅平衡，促进疾病康复。范进中举后的疯病就是采用"情志相胜法"的典型事例。

 中医经络康复法

对心脏疾病来说，血脉通畅十分重要，而血脉的流畅需要气机的调顺，针灸及导引对调顺气机运行非常有益。《灵枢·刺节真邪》说："用针之类，在于调气。"已有大量的临床和实验研究证实了针灸疗法在心脏疾病中的治疗价值，针灸作为心脏康复的有效手段之一，具有使用方便、针对性较强、缓解病情较快等优点，已经越来越受到重视，其作用机制也有多方研究。

患者自己也可以在医生的指导下选择一些有养生功能的穴位，通过指压、灸法进行康复。

 中医饮食康复法

"天食人以五气，地食人以五味"，说明食物是人体生命活动的重要活力来源，药食调养是中医心脏康复的重要措施。药物的使用需要大夫具有丰富的临床经验，食物需要靠自己来调整把握。如何做好药物康复要咨询医生，做好食物（药膳）康复更多的是靠自己。

合理搭配每天的饮食是一种好的生活方式。让饮食有兴趣，让进餐变成快乐的事，是饮食调养的基本的原则，而合理均衡，按中医的说法就是四气平衡、五味调味是饮食调养的最高境界。

 中药分期使用规律

冠心病支架植入术后 1～2 周为康复治疗早期阶段，属于围手术期的康复，中医认为此阶段是血脉受损之后，很快化热、瘀热互结、损伤气阴。

围手术期中医治疗当清热解毒，使毒瘀分离而易祛除。清热常用连翘、紫花地丁、白花蛇舌草、忍冬藤等，活血常用桃仁、丹参、红花、三七、赤芍等。手术 1～2 周后，气虚阴亏、瘀阻津停、痰瘀互阻，治疗当在前期益气养阴、活血清热解毒的基础上，加一些通络化痰的药，如法半夏、贝母、夏枯草、昆布、海藻、胆南星、竹茹等。

支架植入 1～2 个月以后，病灶基本稳定，此期病人气虚、血瘀比较多，因此需活血行气，同时调理脾胃运化功能，最终达到气血足、血脉通、五脏调和的目标。

 冬病夏治贴敷

冬病夏治对一些以阳虚、气虚为主的疾病有一定作用。最早"冬病夏治"三伏贴用于哮喘及其他慢性肺疾病的康复，后来扩大应用于心脏病、关节疾病的康复，均取得一定的疗效。此法方便、经济，通过药物与经络的双重调节，取得温经通脉、扶正固本的作用，从而达到防治冠心病心绞痛冬季发作的良好效果。

9 支架术后患者的贴敷穴位

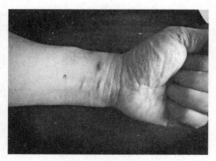

图 8-1　内关穴 – 右位

　　冠心病冬病夏治取穴为内关（位于腕横纹上 2 寸，三横指约为掌长肌腱与桡侧腕屈肌腱之间）、膻中（两乳头连线与前正中线的交点）及心俞（位于第 5 胸椎棘突下，旁开 1.5 寸约二横指）三个穴位（图8-1，图 8-2，图 8-3）。内关穴有宁心安神、宽胸理气的功效，刺激内关穴可以提高心肌供血量，有效提高心肌无氧代谢的能力，有效改善心脏缺血缺氧的状况；膻中穴为八脉交会穴（气会膻中），具有利上焦、宽胸膈、降气通络的作用；心俞穴有通心络、安心神、疏心气、养心血、壮心阳。每次贴敷时间在 4 ～ 6 小时，以略有皮肤瘙痒、但不起水疱为宜。

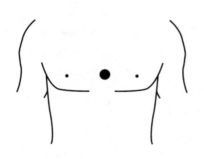

图 8-2　膻中穴位

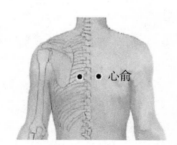

心俞

图 8-3　心俞穴

10 导引功法

　　导引是"导气令和、引体令柔"的一种锻炼方法，也是古代常用的养生方法，与现代体育锻炼相比，有明显不同。现代体育锻炼主要增进身体的运动能力和心肺功能，导引从神形两个方面进行锻炼。健康人通过导引可以达到养生的作用，病人通过导引可以帮助恢复健康。支架手术后，需要根据自身的身体情况，选择合适的导引锻炼方法，比如床上八段锦等体力消耗较小的功法。病情不稳定的时候可以暂时不做导引锻炼。

太极拳在心脏康复中的作用越来越受到重视。现代研究认为，简化的太极拳运动量较小，不会严重增加心脏负荷。太极拳配合气功锻炼还可以增加肺活量，改善肺功能，提高大脑觉醒状态，充分调动患者与疾病做斗争的主观能动性，使患者增强信心，有利于病情的恢复。此外，八段锦、六字诀、易筋经均可操练。

穴位按压

经络治疗是中医的特色，冠心病患者主要选取手厥阴心包经、手少阴心经的五输穴进行保健治疗。五输穴是指井、荥、输、经、合五个穴位，对心的经气有很好的调节作用，通过穴位按压，可以起到调节经气运行的作用，对多种疾病有一定的疗效，也有养生作用，且简便易行，无费用支出。

12 支架术后常用穴位

冠脉支架术后患者按压内关穴对心痛、胸闷、心动过速或心动过缓等都有一定的效果，同时可改善术后失眠、抑郁等；按压心俞穴对于心痛、失眠、心慌胆怯等有益；按压膻中穴可以治疗胸闷、心痛、气喘、咳嗽等疾病，对调畅气机很有帮助。以上都是心脏疾患的常用穴位，冠心病术后患者可以自行或是家属帮助按压。按压以上穴位，可以改善血瘀气滞症状，调节心神以改善睡眠。

13 足浴

支架术后可用足浴疗法，要注意以下几点。

第一，足浴所选中药，不能随便买点中药煎水泡脚，需要医生根据病人病情开药方。足浴疗法虽然较内服用药安全，但使用不当，会损伤皮肤，或者没有效果。

第二，足浴最好在晚上进行。足浴具有促进睡眠的作用，睡前足浴能改善睡眠质量。

第三，足浴的时间不能过长，一般30分钟以内为宜，同时自己做些简单的按摩。

第四，老年人及糖尿病患者足浴时应特别注意水温，这些患者末梢神经感觉障碍，对疼痛不敏感，容易发生烫伤，需要家属帮助调试水温。

14 支架术后足浴方

冠心病支架术后足浴的主要目的是活血与改善睡眠，因此足浴用药要选择具有活血、引阳气下行及具有安眠作用的中药。

可以用磁石50克、红花30克、吴茱萸10克、制附片（黑顺片）10克、透骨草30克，将药物略打碎，以布袋盛好，植入锅内煎煮，煎水2000毫升浴足，药袋中的药物可以反复使用2～3次。

15 活血药物

中医认为，血瘀是贯穿冠心病始终的病理因素，活血化瘀是非常重要且需持续使用的治疗方法。虽然支架治疗可使部分病人血瘀减轻或暂时消失，但以后还有可能"死灰复燃"，这时候活血中药以及成药就有用武之地了。再有部分患者对预防血栓药物不能耐受，如服用阿司匹林出现恶心、呕吐，或者出现皮肤及牙龈出血等副作用；或者有些人有服用抗血栓药物的禁忌证，比如说消化道的出血等，这时使用活血中药可以在某些方面代替它们达到预防支架血栓的目的。有些活血化瘀中药还可双向调节——既活血又止血。常用活血中药有红花、丹参、三七，大部分活血中成药也含有这些中药成分。

16 三七

三七，又称田七、人参三七、文山三七，性味甘，微苦，温，归肝，胃经。功效散瘀止血，消肿止痛。入肝经血分，功善止血，又能祛瘀，中医认为三七止血不留瘀，化瘀不伤正。

三七是传统的重要伤科用药，对出血有很好的止血作用，止血而不留瘀血，而且可以保护胃黏膜，对于冠脉支架病人非常合适。现代研究发现，三七具有抗血栓和抗血小板聚集作用，可以从源头上控制血栓的形成。因而，三七适用于支架术后患者。常用方法是三七粉每次1.5克，每日1～2次，温水冲服。

17 丹参

丹参是治疗心脏病的一味好药，形似参，色赤，故名丹参。全国大部分地区都产丹参。丹参味苦、微寒，归心、肝经。丹参有三大功效，一是活血化瘀，二是清热凉血，三是养心安神，特别适合冠心病支架术后病人使用。

市面上有许多以丹参为主要成分的中成药，大多数可以用于心脏病特别是冠心病的治疗。如复方丹参片、丹七片、复方丹参滴丸、丹蒌片等。丹参既可研粉吞服，又可泡低度白酒饮用。

18 藏红花

藏红花又名西红花、番红花，是鸢尾科番红花属植物的花蕊，既是一种名贵药材，也是一种常用的香料。西红花味甘，微寒，归心、肝经，具有活血化瘀、凉血解毒、解郁安神的作用。

瘀血作为冠心病的主要病理基础长期存在，而且支架治疗过程中的内膜损伤会产生热与毒，会继续损伤血脉。西红花具有活血与解毒作用，有利于血管内膜的修复。使用方法主要单用泡水、泡酒，亦可以放入菜肴中。使用时应该注意以下几点：一是西红花每次用量不宜过多，以 0.05 ~ 0.2 克为宜，不宜长期大量服用西红花。二是用黄油或油烹制时，温度不宜过高。三是妇女在经期如果出血多，宜忌用；孕妇不用。

19 补益中药

补益中药（成药），俗称补药，是中医特有的治疗方法与技术，是老百姓最熟悉的中药。一般人偶尔也会买点西洋参、枸杞或者六味地黄丸来吃，美其名曰有病治病、没病强身。

大多数患者及家属认为手术后需要吃补药来补充手术所失去的气血，临床上经常有患者询问支架术后该吃些什么补药，也会自己买些阿胶、人参之类的泡水或者泡酒，这些做法不能说完全不对，不过使用不当，补也会补错的。

中医进补有讲究。支架术后的病人，疾病本身有特殊性，支架手术会伤及气血，固然存在虚弱的方面，但是支架对血管的损伤以及血管的增殖和炎症反应等皆属于中医邪实的方面。例如炎症反应，它可能会产生热邪，这时候如果单纯进补的话，可能在补气血的同时也会使热邪壮大，这对人体是不利的，需要先将热毒清除，或者补的同时清清热，所以说术后不能盲目进补。

20 补气中药

气就和"正能量"一样，对人体很重要，这个"气"少了，人就会出现疲乏、困倦、气短等气虚的症状。气虚在冠心病普遍，也是冠心病患者的一个基本问题，主要有心气虚、脾气虚及肾气虚，因此补气可按照脏腑分为补心气、补脾气及补肾气。支架术后病人的气虚多以心气虚表现为主，例如心慌、乏力、汗出、气短等症状，当出现这些症状时需考虑服用补气药，服用补气类的中药对人体是有益的。没有气虚症状时，服用补气药不仅效果不好，还可能出现不良反应，比如说上火、腹胀、不想吃饭等症状。

临床上常用的补气药有生晒参、生黄芪、党参、太子参。

21 人参

人参是中药传统的补品，有"百草之王"的美誉。在我国使用人参已经有几千年的历史，人工栽培人参也有数百年的历史，民间素来认为人参有大补元气、固脱救危的作用，可以用来治疗一些危症。目前野生人参已经非常稀有，价格十分昂贵，市场上有大量的种植人参供应。人参甘，微苦，微温，归脾、肺、心、肾经，具有大补元气、复脉固脱、补脾益肾、生津养血、安神益智的作用。

对于支架术后气虚症状明显如出现动则汗出、气短、腿软的人，可以用生晒参片 3～5 克，煎水代茶饮，如果用人参过多、出现腹胀等，可以饮用萝卜水或用萝卜子煎水，可解人参过多引起的腹胀等病症。

22 黄芪

黄芪又名黄耆，耆是老的意思。在《神农本草经》中记载，黄芪"甘微温，无毒。主痈疽，久败疮，排脓止痛，大风癞疾，五痔鼠瘘，补虚，小儿百病"。这味药目前主要产于山西、甘肃、内蒙古、黑龙江，是很重要的一味补气中药，被誉为补气圣药。许多家庭会备黄芪，也有的当作礼品。

黄芪味甘，微温，归脾、肺经。黄芪的基本作用是补气。支架术后的病人经常出现气短、疲倦、出汗的情况，黄芪正有用武之地。单用生黄芪煎水代茶饮就有一定的作用。另外，黄芪还可以补肝气，对于青年高血压以及中年高血压有气虚疲倦乏力的人，使用后都可以起到降压的作用。黄芪还可以调节免疫功能，使患者能更好地应对感冒等疾病。

因此，生黄芪是适合于冠脉支架术后患者调理康复使用的一味好药。

23 补肾药物

现代人特别重视肾气的虚损问题，冠心病患者中，肾虚是存在的。肾虚和补肾是一个比较宽泛的说法，具体要分肾阴、肾阳、肾气及肾精，每种情况所用的药物不尽相同。冠心病患者多为肾气或肾精亏虚，如果肾阴虚的病人使用了补肾阳的药可能会使其阴虚的症状更加明显，因此，如果支架术后患者出现了肾虚的症状，可以选择补肾药来治疗，但是不能盲目使用，要根据具体的症状分析到底是肾的什么虚了，从而选择相应的补肾药。

肾阳虚主要以腰膝酸冷、冬天容易发作、夜尿多为主要表现，常用药有鹿茸、淫羊藿、杜仲等。肾阴虚主要以腰酸痛、手足心热、头晕、耳鸣为主要表现，常用桑葚子、女贞子等药。肾精虚在冠心病亦可见到，主要与衰老有关，表现为早衰、精神疲惫，腰痛等，常用熟地黄、紫河车、鹿角胶等。肾气虚是相对较轻的肾虚，以腰膝酸软、小便清长为主，常用山药、山茱萸等。

24 鹿茸

鹿茸是梅花鹿或马鹿的雄鹿未骨化而带茸毛的幼角，是一种贵重的中药，李时珍称鹿茸善于"补肾壮阳、生精益血、补髓健骨"。研究发现，大剂量的鹿茸可降低血压，心率减慢，外周血管扩张；中等剂量能引起心脏收缩显著增强，心率加快，使心输出量增加。鹿茸特别对已疲劳的心脏作用尤为显著，还可以改善性功能。

食用方法是将鹿茸研粉，每次 0.5 克。将 1～2 个鸡蛋打碎外壳，蛋清与蛋黄置入瓷碗中，加入鹿茸粉，用筷子搅匀，上蒸锅蒸至鸡蛋羹。每周用1～2次，早饭前食用。

　　本药不能多服、久服。有感冒、急性感染、出血、阳亢及严重阴虚的患者不宜服用。

　　长期服用中药，口感不好，弄不好也会影响胃肠的消化。是否有更好吃的药物可以用作康复使用？膏方与药酒就是不二之选。欲了解更多有关膏方药酒知识，请继续阅读。

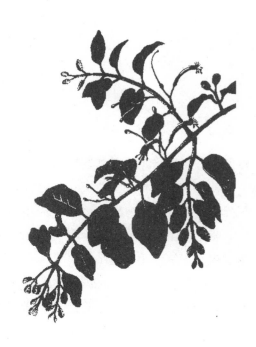

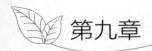

第九章

膏方与药酒康复

中医有冬病夏治、冬令进补，进补有膏方与药酒等多种疗法，均可用于支架术后患者康复。使用膏方和药酒需要在高明中医的指导下使用。科学合理地使用药酒、膏方，可以提高支架术后患者体能，提升生活质量，改善预后。

1 膏方

膏方是近年来兴起的一种养生康复方法，是比较常用的冬令进补方式。膏方以善施补见长，这种剂型能使滋补药物发挥最佳的治疗作用，且便于长期服用。另外，膏方组方较为复杂，适用于冠心病支架术后康复调补的需要。

冬为阴，冬至后阴盛阳衰、阳气渐复，逐步行生、长之令；夏为阳，夏至为阳盛阴衰、阴气渐生、逐步行收藏之令，通过膏方助浮于外的阳气逐渐入于身体深部，同时补益阳气之化源，使人在冬季天寒地冻时，能够化生阳气以防御寒邪。轻者冬令进补即可，重者一年四季均可服用膏方调理。

支架术后膏方康复

支架术后共性问题是肾气先衰，心气不足，补心益肾为基本治法，而血瘀又是冠心病常见的实证病机，故活血不可或缺。同时，康复膏方还要兼顾脾胃的功能，气机运行，最终达到气血充足、血脉畅通、五脏调和。中药麝香为芳香开窍类药物，具有辛香行散、活血行气的作用，可行血中瘀滞，少用可开心脉，达到活血通络之功。集多种药物于一炉，融多种功能主治一方的膏方，正适合于支架术后患者的复杂情况使用，达到扶正祛邪，增进血管健康的目的。

 气虚血瘀膏方

对于没有特殊情况的支架术后患者，术后每年可以食用一冬膏方，以补气养血、活血通络。

【组成】丹参 500 克，三七 100 克，赤芍 100 克，山茱萸 100 克，黄精 100 克，生地 150 克，砂仁 30 克，陈皮 30 克。

【加工】上药入清水浸泡 6 小时，直至没有硬芯；然后加适量的洁净水，煎煮 3 遍，共取汁 1500 毫升，浓缩，加蜂蜜 100 克成膏。

【服法】每次服用 20 克，每日 1 ~ 2 次，食前服用。

肾精不足膏方

支架术后冠心病患者出现尿清长、夜尿多、腰酸痛、腿软无力、性功能下降、阳痿早泄等可以用此膏方。

【组成】生地 200 克，山药 150 克，山茱萸 200 克，锁阳 100 克，茯苓 150 克，炒白术 100 克，砂仁 30 克，炒山楂 30 克，枳壳 30 克。

【加工】上药入清水浸泡 6 小时，直至没有硬芯；然后加适量的洁净水，煎煮 3 遍，共取汁 1500 毫升，浓缩，加蜂蜜 100 克成膏。

【服法】每次服用 20 克，每日 1 ～ 2 次，食前服用。

5 脾胃虚弱膏方

由于支架术后大量的服用药物，经常会出现反酸、烧心、腹胀等胃肠不适的症状，此类情况多属于脾虚气滞或化热所致，可以用此膏方。

【组成】党参 200 克，太子参 100 克，土茯苓 100 克，炒白术 100 克，砂仁 30 克，炒山楂 30 克，黄连 30 克，吴茱萸 15 克，生麦芽 100 克，炒神曲 100 克，枳壳 30 克，炙甘草 30 克。

【加工】上药入清水浸泡 6 小时，直至没有硬芯；然后加适量的洁净水，煎煮 3 遍，共取汁 1500 毫升，浓缩，加蜂蜜 100 克成膏。

【服法】每次服用 20 克，每日 1 ～ 2 次，食前服用。

6 药酒

药酒，又称酒剂，是指将中药材放入蒸馏酒内浸泡提制成的制剂，属于中药传统八大剂型之一。

药酒通过药借酒力、酒助药性可以达到病所，以更好地发挥治疗作用。宋代以前多用粮食发酵酒，近代常用白酒制作药酒。张仲景著作《金匮要略》中已有多个方子用药白酒（相当于现代的米酒、黄酒之类）治病，如用瓜蒌薤白白酒汤治疗胸痹（即冠心病）的经验记载。酒本身只有一定的活血通脉作用，冠心病支架术后可膏方与药酒交替使用。

7 支架术后药酒康复

中医认为冠心病属于"胸痹""胸痛""真心痛"等范畴，此病的病机多为心阳不足、心脉瘀滞，应采取活血化瘀、温通心阳的原则进行治疗。药酒具有"行药势，通血脉，浓肠胃，润皮肤，散湿气"的功效，因此使用药酒方治疗冠心病常可取得理想的效果。

有饮酒习惯的冠心病患者不妨配些药酒服用。一般来说，以下几种情况是适合用药酒的。

一是有心绞痛，需要用芳香走窜的中药如麝香等。

二是病情稳定，有气虚血瘀或阳虚的，需要用补气活血、温阳中药的，如西红花、三七、人参、鹿茸等。

冠心病的药酒没有固定处方，需要因人、因时施治。服用药酒的基本程序是：先看医生（这个医生要会开药酒方），调理脾胃；然后再拟定药酒处方，少量试服。

 8 活血药酒

冠心病支架术后血瘀常见，如胸痛、口唇暗、心慌、舌质紫或暗或有瘀斑瘀点等都瘀血症状，可以用活血药酒。

【配方】丹参 100 克，砂仁 10 克，陈皮 10 克，黄酒 1000 毫升。

【制法】将丹参洗净，切成薄片，与黄酒一起放入玻璃瓶中密封浸泡半个月即成。

【用法】每次服 15 ~ 20 毫升，每日服 1 次。

9 补气活血药酒

支架术后的冠心病患者，如果有胸痛、口唇色暗、心慌、神疲乏力、动则汗出、反复感冒等就属于气虚血瘀，可以用益气活血药酒。

【配方】西洋参 15 克，生黄芪 50 克，丹参 50 克，桂枝 10 克，炒山楂 20 克，三七 30 克，黄酒 1200 毫升。

【制法】将上述中药与黄酒一起放入玻璃瓶中密封浸泡半个月即成。

【用法】每次服 15 ~ 20 毫升，每日服 2 次。

10 养心安神药酒

支架术后的冠心病患者，如果有心慌、睡眠困难、睡眠不实、夜间梦多、胆怯恐惧，属于心气血两虚、心神不安的问题，可以用养心安神药酒。

【配方】酸枣仁 50 克，人参 50 克，丹参 100 克，远志 20 克，五加皮 50 克，五味子 30 克，加入 30 度 ~ 45 度的白酒 1500 毫升。

【制法】上述中药一起研成粗末，与黄酒一起放入玻璃瓶中密封，取将浸泡半个月即成。

【用法】每次服 15 ~ 20 毫升，每日服 2 次。

11 益气补肾药酒

支架术后的冠心病患者如果出现畏寒肢冷、手足不足，但无明显汗出，性功能下降，腰酸腰痛，腿沉，尿清长，舌质淡胖，苔薄，可能属于肾气不足，可以用益气补肾药酒。

【配方】生晒参 50 克，胡桃肉 50 克，锁阳 50 克，柴胡 50 克，炒白芍 50 克，生地黄 50 克，茯神 50 克，砂仁 10 克，陈皮 10 克，炙甘草 20 克，低度白酒 1500 毫升。

【制法】将所有的药用水洗净后研成粗末；装进用三层纱布缝制的袋中，将口系紧；浸泡在白酒坛中，封口，在火上煮 1 小时；再过 3 ~ 7 天，开启，去掉药渣包，将酒装入瓶中备用。

【用法】每次 10 ~ 30 毫升，每日服 1 次，饭前将酒温热服用。

第十章

支架术及术后相关问题

每个冠心病患者，都很关心自己是否需要安装支架、安装支架对生活是否有影响、会产生哪些影响，下面对此做个介绍。

心绞痛的支架治疗

心绞痛是最常见的冠心病类型，支架术是常规治疗方法之一，但并不是所有的心绞痛病人都适合放支架。一般认为，心绞痛经过正规中西药物治疗仍不能缓解，或有较大范围的心肌缺血表现，就属于需要考虑支架治疗的范围。以血管狭窄程度来判断，一般认为血管狭窄 70% 以上并可引起心肌缺血，就符合支架治疗的适应证，而左冠脉主干狭窄 ≥ 50% 可能是搭桥术的适应证。稳定性心绞痛可以择期手术，不稳定性心绞痛可以按照心肌梗死来处理。

2 心肌梗死的支架治疗

心肌梗死是一种严重的心脏病类型。心肌梗死的发生，主要与某支主要血管病变有关，血管闭塞是造成心肌梗死的根本原因，这根血管称为"罪犯"血管，而急性心肌梗死病人需要紧急干预的就是这条"罪犯"血管。手术越早效果越好，因为早期开通，可以减少梗死心肌面积，从而减少心脏室壁瘤以及心力衰竭等并发症。其他血管虽然有病变，是否需要支架植入，因病人、医疗条件而异，临床往往是实行分次支架植入治疗，以降低急症手术的风险。

 金属裸支架

金属裸支架是第一代支架，主要材料是不锈钢。金属裸支架应用过程中逐渐暴露出一些弊病，再狭窄率高。目前裸支架依然可以应用于以下情况：有出血风险而不能耐受长期双联抗血小板治疗，如溃疡病、肿瘤等。

 药物涂层支架的特点

根据对支架术后再狭窄的机理研究发现，内膜的炎症与不恰当的修复是主要问题，针对裸支架再狭窄率高的这一问题，人们改进支架制造技术，将抗增殖药、抗血栓药采用特殊涂层技术涂在支架上，借此控制血管内膜炎症引起的过度修复和再狭窄，避免血栓形成，这种支架称为药物涂层支架。由于高科技的使用，支架涂层上的药物只在局部缓慢释放，不会布散全身，作用更精确，又能减轻全身应用药物带来的不良反应。

 涂层支架所用的药物

涂层支架常用药物如下。

紫杉醇及其衍生物：药物通过阻止血管内皮细胞增生，进而阻止血管内再狭窄，再加上其局部持续缓慢给药的特点，药物能在较长的时间内发挥作用，减少再狭窄。这种药物涂层支架颇得临床医师推崇。

西罗莫司：能够与细胞内的相关受体结合，形成的产物能够抑制相关蛋白活性，进而减少与细胞周期相关的蛋白的翻译转录，以此来实现阻滞其周期，从而防止内皮过度增生的目的。

放线菌素 D：通过干扰细胞增殖而起预防再狭窄的作用。

 6 药物涂层支架的优缺点

优点：支架的作用是支撑冠状动脉再成形术打开的血管，避免血管壁塌陷损失血管内径。冠脉支架术后，血管内壁会出现一定程度的小损伤，而药物涂层支架所释放的药物成分，能减少血管平滑肌增生，从而减低相关部位再度狭窄的机会，两个作用叠加以保持治疗血管的血流畅通。

缺点：药物涂层支架也为某些病人带来另一个问题，即药物延迟血管内皮重生，以致支架的金属暴露在血液中，继而增加晚期支架内栓塞的风险。

 7 不适合支架的情况

冠心病患者如果冠脉血管狭窄程度小于 50%，或者缺乏客观心肌缺血证据的患者，都不需要支架治疗。

急性心肌梗死患者如果条件许可，主张进行直接支架治疗，但是如果病情危重，不能承受手术风险，可以先抢救然后再择期手术。

 8 分多次放入支架的原因

分多次植入支架除因支架内狭窄等因素外，更多的原因是因为病情复杂，每次治疗只能在有限的病变血管内放入支架，以减少手术时间、降低手术风险。比如有些急性心肌梗死病人，在急诊抢救时往往开通最关键的病变血管，尽快恢复心肌血液供应，而其他部位的血管狭窄程度虽然也符合放置支架的指征，但是因为病情严重、手术操作可能增加风险，医生就会考虑分次放入支架。

9 CT 检查的安全性

CT 是一种放射性的检查，和平常的 X 线检查的原理是一样的，不同点在于做一次 CT 所受的辐射量相当于 X 线检查的十分之一，甚至几十分之一。CT 有两种，一种是平扫又叫普通 CT，不需要注射造影剂；还有一种叫增强 CT，是需要静脉注射造影剂的。普通 CT 的禁忌证很少，支架术后的患者一般都可以做；而增强 CT 的禁忌就比较多了，最主要是看肾功能情况。当需要注射剂量较大的造影剂时，可能出现造影剂导致的肾损害，因此肾功能不好的患者做增强 CT 就要慎重了。普通 CT 没有什么影响，可以按照常规进行检查。

10 磁共振检查的安全性

支架术后患者做磁共振检查（MRI）主要有两个问题，一个是产热问题，一个是移动的问题。目前，几乎所有的支架使用的材料是由不锈钢、镍、钛、钽等非磁性或弱磁性物质构成的，这些材料在磁场中不产生或只产生很少的热量，这些热量也很容易被流动的血液带走。支架的直径为 2.25 ~ 5.0 毫米，长度为 8 ~ 38 毫米，在磁场中所产生的磁力基本上是很小的，对紧密贴合在血管壁上的支架来说，基本可以忽略。而且有的合金支架本身并没有磁性，在术后可以立即做磁共振检查。因此，支架术后能不能做磁共振检查是和支架的材料密切相关的，病人如果需要做磁共振检查时需要告诉医生其支架的材料或者类型，不清楚自己支架材料的患者做磁共振检查还是需要慎重的。

11 飞机出行安全性

辐射无处不在，在高空中飞行的飞机也不例外，但是飞机飞行产生的辐射和 CT 相比是很低的，像孕妇这样的特殊生理状态都可以坐飞机，说明飞机出行接收到的辐射是很低的，因此辐射不是影响支架术后患者飞机出行的关键因素。能否飞机出行还是要看患者身体情况，如果病情稳定、术后恢复良好且对高空气压适应较好的是可以坐飞机的。如果患者在空中突然发病，抢救是非常不利的，高空中气压变化也可以使患者出现不适，可能诱发心脏疾患，所以病情不稳定的患者还是建议在家好好休养，不建议远距离出行。对高空气压不适应的支架术后患者，建议以火车或汽车作为出行交通工具。

 安检的安全性

安检是当前飞机及地铁出行的基本程序，做过支架的人有时会担心安检是否会对支架产生不良影响。目前大多数安检门是通过电磁原理工作的，其磁场的强度也不是很强，虽然一些比较精准的安检门可以检查出支架，但是这对支架的影响基本上是可以忽略的，也没听说过过安检时身上的金属物品会受磁场的影响而移动的，更不用说身体里的支架了。支架是紧紧贴着血管壁的，血流都很难将其移位，更不用说那可以忽略的磁场了。早期的支架不能做磁共振检查，但过安检还是可以的。

 使用治疗阳痿药物的安全性

西医治疗阳痿分为基础治疗、药物治疗、物理治疗和手术治疗。其中药物治疗主要是 PDE5 抑制剂，代表药物为他达拉非、万艾可和艾力达，主要副作用为头痛、面色潮红、头晕、消化不良等，还有就是不可预料的低血压。

支架术后的患者，经常存在性功能障碍如阳痿等，其原因多样，需要明确诊断是器质性问题还是心理问题。如果确需药物治疗，要谨慎使用。支架术后确需服用以上药物治疗阳痿的，在服用西地那非和伐地那非 24 小时内、服用他达拉非 48 小时内禁止服用硝酸酯类（如消心痛，单硝酸异山梨酯等）药物。倍他乐克等类似药物与 PDE5 抑制剂合用也会出现严重低血压，因此服用上述药物都要严格按照药品说明书使用，避免出现危险。

拔牙术前准备

支架术后患者常需要使用预防血栓形成的抗血小板药物，如阿司匹林、氯吡格雷等，此期间拔牙的主要风险是出血不好控制。

拔牙前面临预防血栓的药物到底要不要停的问题，以往认为，为降低手术中及术后出血的风险，在手术之前需要停用阿司匹林一周，但是停用阿司匹林又增加血栓栓塞、心肌梗死、脑卒中等风险。因此，最好能在术前咨询医生，根据个体情况来评价是否需要停用，自己不可自行盲目处理，贸然停用阿司匹林等抗血栓药物。

 反酸烧心的原因及处理

支架治疗后常规用药的副作用有反酸与烧心。这些症状的出现与服用阿司匹林等药有密切关系，其他药物可能加重此症状。

为了避免阿司匹林引起的反酸烧心副作用，医生常让服用阿司匹林的患者同时使用促胃肠动力药、胃黏膜保护剂、质子泵抑制剂和 H_2 受体拮抗剂中的一种。

一旦出现反酸与烧心，患者应少喝或不喝稀粥，少吃高脂肪、巧克力等辛辣刺激性的食物，不喝咖啡、浓茶，停止吸烟和饮酒，或者服用香砂养胃丸、陈香胃片。如果症状明显，需要及时就医。

16 **皮肤瘀斑的原因及处理**

支架术后常规用药的另一副作用是出血，有皮下及黏膜下出血、鼻出血，牙龈出血，内脏出血如胃肠道出血往往是比较严重的表现，是支架术后使用抗血小板药物的主要副作用。

当皮肤出现瘀斑时，应到医院就诊，查明瘀斑出现真正原因。在排除过敏性紫癜、肝脏疾患、白血病、再生障碍性贫血、血小板减少性紫癜等疾病的基础上，考虑减少或者停用抗凝药和抗血小板的药物。停药一段时间后，出血症状往往可以减轻或消失。出血严重患者，考虑使用止血药如云南白药或其他止血药。

如果合并有以上出血性疾病，使用抗血小板药物要特别小心，最好不用。

 中风识别与处理

中风又称脑卒中，是各类急性脑血管病的俗你。中风分为两类，一类是出血性中风，一类是缺血性中风。支架治疗术后康复过程中的患者，两种中风都有可能发生。出血性中风可能与使用抗血小板药物有关，虽然发生率不高，但危险性大；缺血性中风与动脉硬化进展有关，与使用抗血小板药物无关。

如果新近出现头晕、头痛、呕吐、面部两侧不对称、偏身感觉异常及四肢活动不灵活、说话不清楚、饮水进食呛咳，就要考虑到中风的可能，及时就医，进行必要的检查如脑 CT 或 MRI 检查，及早明确诊断，及时治疗。